ALTERNATIV HEILEN

Herausgegeben von Gerhard Riemann

Gunnel Minett wurde von Leonard Orr ausgebildet und praktiziert Rebirthing seit 1979. Als Rebirtherin betreut sie Klienten in England und führt international Seminare durch.

Titel der Originalausgabe: »Breath and Spirit«
Copyright © 1994 by Gunnel Minett
Originalverlag: Aquarian (Thorson), London
Umschlagillustration: Susannah zu Knyphausen
Satz: Ventura Publisher im Verlag
Druck und Bindung: Clausen & Bosse, Leck
Printed in Germany
ISBN 3-426-76145-9

5 4 3 2 1

Gunnel Minett

Rebirthing

Heilung für Körper und Seele

Aus dem Englischen von
Gisela Kretzschmar

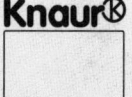

Für Steve und Michael

Es geht in diesem Buch nicht darum zu lernen, wie wir besser werden können, sondern zu erkennen, wie großartig wir schon sind.

Inhalt

II Die Physiologie des Atmens

III Die Psychologie des Atmens

IV Die Spiritualität des Atmens

Geleitwort

Rebirthing von Gunnel Minett ist eine willkommene Erweiterung der Literatur über Rebirthing. Es ist eine Goldgrube an Informationen und bietet einen umfassenden Überblick. Es dürfte von unschätzbarem Wert für akademische und therapeutische Kreise sein, ebenso wie für praktizierende Rebirther und für jeden, der, wie ich, Rebirthing anwendet, um an sich selbst zu arbeiten. Ich habe dieses Buch vor allem deshalb gern gelesen, weil es den weltweiten philosophischen Kontext berücksichtigt.

Rebirthing hat für mich immer zwei Hauptanliegen gehabt. Erstens: zu lernen, wie man nicht nur Luft, sondern auch Energie atmen kann. Das ist eine bestimmte, auf Intuition beruhende Kunstfertigkeit, die die meisten Menschen in etwa zehn Rebirthing-Sitzungen von jeweils ein bis zwei Stunden lernen können. Das Besondere daran ist, daß man es jeden Tag praktizieren und damit Energie auftanken, an sich selbst arbeiten und die Selbstheilungskräfte des Körpers stärken kann. Es ist gleichermaßen eine spirituelle und eine physiologische Übung, und sie trägt erheblich dazu bei, daß man sich emotional, spirituell und körperlich wohl fühlt.

Das zweite Anliegen besteht darin, dem Geheimnis des Kreislaufs von Geburt und Tod auf die Spur zu kommen. Der Wunsch nach vollständiger Meisterung von Körper und Geist liegt jenseits der erklärten Ziele von Erziehungsmethoden und Therapien, von der Politik und meist auch von der Philosophie. Vielleicht sind unsere Theorien und Bestrebungen in diesen Bereichen einfach zu oberflächlich.

Ich habe lange gedacht, daß unsere Wissenschaft sich noch im tiefsten Mittelalter befindet. Die Interessen und die Geisterhaltung der meisten Leute sind von der formalen akademischen Welt Lichtjahre entfernt. Vielleicht stellen die philosophischen Systeme der Religionen und wissenschaftlicher Hochmut die größten Hindernisse für die Evolution des Menschen dar.

Für meine Arbeit und für das Leben und die Vorstellungswelt vieler Menschen wird dieses Buch eine Bereicherung sein.

Wahrheit, Einfachheit und Liebe

Leonard Orr
(Begründer des Rebirthing)

Vorwort

> Das Sichtbare ist nicht die einzige Wahrheit
> noch ist es die ganze Wahrheit;
> wir müssen das Unsichtbare durchdringen
> mit Hilfe des Sichtbaren.
>
> *Marc Chagall*
>
> *Simplex sigillum verum*
> (Die Wahrheit ist einfach)
>
> *Herman Boerhaave*

Diese beiden Zitate, das eine von einem großen Künstler des 20. Jahrhunderts, das andere von einem großen Arzt des 17. Jahrhunderts (Boerhaave war Professor an der Medizinischen Fakultät der Universität Leyden, Holland, und gehörte zu den Begründern der heutigen Schulmedizin), fassen auf wunderbare Weise eine ganzheitliche Sicht des Menschen und des Lebens in Worte, um die es auch in diesem Buch geht. Gunnel Minett hat hier eine in ihrer Einfachheit und Wahrheit überzeugende Vorstellung davon entwickelt, welches Potential für uns alle in der heilsamen Kraft des bewußten Atmens liegt.

Das Buch füllt eine bedeutende Lücke in der heutigen Literatur über Medizin und Psychologie und eröffnet völlig neue Perspektiven, für den Therapeuten ebenso wie für den interessierten Laien. Es übernimmt auf bestmögliche Weise den interdisziplinären Ansatz, der charakteristisch für die New-Age-Bewegung ist. Hier ist ein Modell für ein wirkliches psychosomatisches Verständnis vom Leben des Menschen, das von unauflösbarer Beständigkeit und Ganzheit ist, entstanden.

Unsere medizinische und psychologische Philosophie ist immer noch tief im Cartesianischen Dualismus verwurzelt (Descartes, 1596–1650), der auf einer Trennung von Körper und Seele besteht und zwischen physischen und psychischen Funktionen unterscheidet. Gunnel Minett zeigt klar und deutlich, daß es diese Trennung nur scheinbar gibt. Leben ist ein unteilbares Ganzes, bei dem alle Funktionen und Prozesse, die sogenannten »psychologischen« ebenso wie die »physischen«, ein großes, komplexes Muster von Wechselwirkungen bilden. Neueste Forschungsergebnisse aus verschiedenen Bereichen der Medizin (beispielsweise der Biochemie, Endokrinologie, Immunologie usw.) spiegeln diese veränderte Sicht des menschlichen Lebens deutlich wider. Um das neue Denken mit der alten Terminologie zu verbinden, brauchen wir jetzt neue wissenschaftliche Theorien und vor allem eine neue Sprache. Dieses semantische Problem stellt Gunnel Minett klar heraus. Ohne Zweifel wird der gegenwärtige wissenschaftliche Diskurs immer noch vom semantischen Chaos regiert, sowohl in der Medizin als auch in der Psychologie. Gunnel Minetts Buch ist ein beachtlicher Beitrag auf dem Weg zu mehr Klarheit.

Das Buch stellt nicht nur die Einheit von Körper und Seele dar, sondern fügt auch andere Kategorien zusammen: Theorie und Praxis, Kunst und Wissenschaft, die subjektive und die objektive Realität, Vorgeburtliches und Nachgeburtliches. Gleichzeitig ist das Buch ein wichtiger Beitrag zur Theorie der Präventivmedizin. Ich habe früher einmal geschrieben, Gesundheit sei »ein großer Schritt auf dem kreativen Weg zur Selbsterfüllung« (1974). Gunnel Minett zeigt, was Rebirthing auf diesem Weg für uns tun kann.

Sowohl im theoretischen als auch im praktischen Teil dieses Buches finden wir eine positive, kreative und optimistische Sicht des Lebens: »… wir sollten versuchen, für alle Möglichkeiten offen zu sein, und unsere Entwicklung nicht durch irgendwelche einengenden Vorstellungen behindern.«

Ich habe dieses Buch mit Bewunderung und Freude gelesen, und ich bin überzeugt, daß es allen, die beruflich mit Gesundheit zu tun haben (Therapeuten, Ärzten, Psychologen, Krankenschwestern), dazu verhelfen kann, ihre Patienten besser zu verstehen, und daß es den Patienten dazu verhelfen kann, sich selbst besser zu verstehen. Es wird alle dabei ermutigen, nach mehr Gesundheit, Einsicht und Lebensqualität zu streben.

Peter G. Fedor-Freybergh

(Professor Fedor-Freybergh, MD, PhD, ist Geburtshelfer und Gynäkologe mit einer Privatklinik in Stockholm, Schweden. Er ist außerdem Professor für Psychoneuroendokrinologie an der Universität Salzburg, Österreich, und seit 1983 Präsident der Internationalen Gesellschaft für pränatale und perinatale Psychologie und Medizin.)

Einleitung

Dies ist weder eines der üblichen Do-it-yourself-Bücher über eine psychotherapeutische Entspannungs- oder Meditationstechnik, noch ist es einfach ein Wegweiser auf dem spirituellen Pfad. Der Prozeß, geboren zu werden, gehört in keine dieser beiden Kategorien. Wenn Rebirthing nichts anderes wäre, als nur eine moderne westliche psychotherapeutische Technik, dann wäre dieses Buch wie ein konventionelles Therapie-Buch aufgebaut, mit Fallstudien und ausführlicher Beschreibung der Genesung von Patienten.

Ich habe aus verschiedenen Gründen einen anderen Ansatz gewählt. Erstens hat sich die bisherige Literatur hauptsächlich auf die psychotherapeutische Dimension von Rebirthing konzentriert. Diese Sichtweise hat uns eine Menge interessanter und aufregender neuer Erkenntnisse über die menschliche Psyche beschert. Der psychotherapeutische Aspekt war aber auch vorherrschend, als Rebirthing entdeckt und entwickelt wurde. Im Laufe der Jahre ist daraus jedoch mehr geworden als nur ein psychotherapeutisches Werkzeug, und außerdem sind unterschiedliche Schulen und Behandlungsformen entstanden. Einige Therapeuten greifen stärker ein und kombinieren das Atmen mit verschiedenen anderen psychotherapeutischen Techniken. Es gibt Schulen, die den Akzent auf die Erfahrung des gegenwärtigen Augenblicks legen, statt auf die Vergangenheit usw. Es besteht eine enge Verbindung zwischen Atem und Geist. Diese Verbindung haben viele während des Rebirthing in einer sehr persönlichen und kraftvollen Art und Weise erfahren, was zu einem besseren und umfassenderen Verständnis der Technik geführt hat. Das bedeutet, daß die Beschreibung der Rebirthing-Technik bei den verschiedenen Schulen unterschiedlich ausfallen kann.

Ich bin der Ansicht, daß Rebirthing nicht nur psychotherapeutisch wirksam ist, sondern darüber hinaus auch eine beachtliche kulturelle und historische Bedeutung besitzt, und genau darum geht es in meinem Buch. Dieser erweiterte Blickwinkel wird mittlerweile von den meisten Vertretern der Rebirthing-Bewegung weltweit geteilt, auch von Leonard Orr, dem Begründer des Rebirthing, der feststellt: »Rebirthing ist keine Therapie, sondern ein Weg der Selbstbeherrschung – es ist die amerikanische Form des Prana Yoga.«

Die British Rebirth Society bezeichnet in ihrem Informationsblatt »Rebirthing [als] ein Werkzeug zur Steigerung des Lebensgefühls, ergänzend zu anderen Techniken der Bewußtseinsentwicklung und Heilung: von Meditation und Bewußtseinskontrolle bis zu Akupunktur und Massage. Rebirthing ist auch als Wissenschaft von der allumfassenden Lebensfreude bezeichnet worden«. Geht man davon aus, daß Rebirthing eine moderne Form des Prana Yoga ist, dann läßt es sich nur angemessen darstellen, wenn man sowohl die kulturellen und historischen als auch die psychologischen und medizinischen Zusammenhänge berücksichtigt. Das Buch ist deshalb der Versuch, einen breiten philosophischen Hintergrund als Bezugsrahmen anzubieten, durch den die Technik verständlich wird. In diesem Buch geht es mehr darum, zu erklären, *wie* die Technik wirkt, als darum, die Wirkung anhand konkreter Beispiele darzustellen. Da die Zusammenhänge in der westlichen Wissenschaft und Medizin bisher noch weitgehend unverstanden sind, hielt ich es für erforderlich, auch einige spirituelle Erklärungen aus östlichen Philosophien in den Text aufzunehmen.

Ich habe diesen Ansatz aber auch deshalb gewählt, weil viele Menschen nach einer übergreifenden Erklärung für Rebirthing suchen – sie fragen beispielsweise nach den physischen, mentalen, medizinischen und philosophischen Implikationen. Rebirthing hat sich fast ausschließlich aus der subjektiven Erfahrung entwickelt. Was bisher fehlte, war eine Art begrifflicher Bezugsrahmen für diese Erfahrungen. Wenn man dazu auf östliche Konzepte zurückgreifen will, braucht man einen systematischen, pädagogischen und entmystifizierenden Ansatz, weil man nicht davon ausgehen kann, daß die Menschen, die sich für Rebirthing interessieren, mit der Bedeutung von Prana, Chakras, Kundalini, Yin und Yang oder Reinkarnation ausreichend vertraut sind. Wenn diese Konzepte nicht bekannt sind, kann es leicht zu Verwirrung und Mißverständnissen über die Vorgänge beim Rebirthing kommen.

Ich halte es aber auch für irreführend, ein Buch über Atemtechnik zu schreiben, ohne darauf hinzuweisen, daß das moderne westliche Verständnis, demzufolge wir nur atmen, um den Körper mit Sauerstoff zu versorgen, kulturell und historisch aus dem Rahmen fällt. Von den westlichen Industriegesellschaften abgesehen, hat der Atem in allen Kulturen der Geschichte eine herausragende Rolle bei mystischen und spirituellen Erfahrungen gespielt. Darauf ausdrücklich hinzuweisen, halte ich für wesentlich, weil so viele Menschen, die Rebirthing praktizieren, spontane und starke spirituelle Erfahrungen machen. Die Unfähigkeit der westlichen Mediziner und Psychologen, diese Erfahrungen angemessen zu erklären, kann zu unnötiger Verwirrung und Sorge führen.

Dieser Ansatz erfordert jedoch, daß ich zumindest versuche, ein weites Feld von Ideen und Konzepten vorzustellen. Um den Umfang des Buches in einem vertretbaren Rahmen zu halten, war ich leider gezwungen, viele Themen allzu oberflächlich zu behandeln. Die einzige Alternative wäre gewesen, sie völlig auszusparen. Statt dessen habe ich bestimmte Themen sehr kurz dargestellt und gleichzeitig auf andere Quellen hingewiesen, wo sie ausführlicher behandelt werden.

Das Buch ist in vier Teile gegliedert. Der erste Teil, die Kraft des Atmens, beschreibt, wie die Technik des Rebirthing praktiziert wird und worin der Unterschied zwischen bewußtem Atmen und normalem Atmen besteht. Dieser Teil enthält auch einige östliche Beschreibungen des bewußten Atmens und seiner verschiedenen Auswirkungen auf Körper und Seele.

Der zweite Teil, die Physiologie des Atmens, handelt davon, wie wir atmen und was geschieht, wenn wir unsere Atemgewohnheiten ändern. Dieser Teil enthält auch die östliche Sichtweise von der menschlichen Physiologie. Sie unterscheidet sich von der westlichen, weil sie auf einer subjektiven und nicht auf einer objektiven Körpererfahrung basiert. In diesem Teil wird auch die heilende Kraft des Atmens beschrieben und wie sie im Laufe der Geschichte für medizinische Zwecke eingesetzt wurde.

Der dritte Teil, die Psychologie des Atmens, beschreibt, wie bewußtes Atmen immer als Werkzeug zur seelischen Reinigung gedient hat. Für die Wirkungsweise gibt es alte und neue Erklärungen. Dieser Teil enthält auch einen kurzen Überblick über andere, moderne Techniken, bei denen bewußtes Atmen im Mittelpunkt steht, und über einige der mentalen Techniken, die oft mit Rebirthing kombiniert werden.

Der vierte Teil, die Spiritualität des Atmens, gibt einen Überblick über das ursprüngliche Ziel des bewußten Atmens, nämlich als Hilfe zur Bewußtseinserweiterung zu dienen. Viele Menschen, die heute mit Rebirthing in Kontakt kommen, wissen wenig oder gar nichts über die alten östlichen Weltbilder oder über westliche Spiritualität. Wenn sie an Rebirthing-Sitzungen teilnehmen, machen sie jedoch oft Erfahrungen, die sie spontan in solche Bereiche führen. Deshalb gebe ich in diesem Teil einen kurzen Überblick über die Zusammenhänge.

Schließlich möchte ich mich bei all denen bedanken, die mir geholfen haben, dieses Buch zu schreiben. Es sind zu viele, um sie alle namentlich zu nennen, aber ich bin sicher, sie werden meine Dankbarkeit auch so fühlen. Einige wenige Menschen möchte ich jedoch ausdrücklich erwähnen. An erster Stelle Shri Haidakhan Baba, dessen Energie die Quelle meiner Inspiration ist. Dann Leonard Orr, der mich unterstützt hat und sich trotz seines oft übervollen Terminkalenders immer die Zeit genommen hat, das Manuskript zu lesen, mit mir zu diskutieren und mir nützliche Hinweise zu geben. Besonders bedanken möchte ich mich außerdem bei Christina Davies, die so freundlich war, ihre gesamten

Weihnachtsferien für die Erstbearbeitung des Manuskripts zu opfern. Und nicht zuletzt möchte ich mich bei meinem Ehemann Steve bedanken für seine unendliche Geduld, seine Unterstützung und die harte Arbeit, die er während der ganzen Zeit, in der das Manuskript entstanden ist, speziell aber in der Endphase, geleistet hat. Dank auch an meinen Sohn Michael, der mir immer wieder neue Gelegenheiten bietet, etwas über Liebe, Offenheit und eine positive Einstellung zum Leben zu lernen.

Phuro! – Fühlt die Erfüllung!
Om Shanti! – Gottes Frieden!

Gunnel Minett
Januar 1993

Rebirthing als Heilmethode

Als ich zu meiner ersten Rebirthing-Sitzung ging, hatte ich keine Ahnung, was mich erwartete, denn ich wußte nicht das geringste über diese Methode. Ich ging vor allem deshalb hin, weil ich leichte Depressionen hatte und mein Freund meinte, ich müßte etwas für mich tun. Ich dachte, ich würde dort über mich und meine Probleme reden und wahrscheinlich Trost und Aufmunterung bekommen.

Doch nichts dergleichen: Nach einer kurzen Einführung wurde ich gefragt, was ich in genau diesem Moment fühlte. Ob ich beispielsweise ärgerlich, traurig, ängstlich oder glücklich war. Ich wurde aufgefordert, diese Gefühle während der Sitzung loszulassen, ohne mir Gedanken zu machen, was sie bedeuteten. Abgesehen davon bekam ich einfach nur Anweisungen, wie ich während der Sitzung zu atmen hatte: »Atme ein paarmal tief durch, und fang dann an, ein bißchen schneller als üblich zu atmen.« Als ich versuchte, mich darauf einzulassen, bekam ich präzisere Anweisungen für jeden Atemzug. Ich wußte nicht, warum ich auf diese Weise atmen sollte. Es war mir noch nie in den Sinn gekommen, daß ich bewußt zwischen verschiedenen Arten zu atmen wählen könnte.

Trotz meiner düsteren Stimmung hatte ich bald den »richtigen« Atemrhythmus gefunden; irgend etwas passierte plötzlich in meinem Körper. Meine Arme und Beine verkrampften sich und wurden steif. Mein Gesicht fühlte sich hart und seltsam an. In meinem ganzen Körper prickelte und kribbelte es, als ob überall Nadeln wären. Ich bekam Angst und fühlte mich alleine, und zwar nicht wegen der Ereignisse während der Sitzung – es war einfach eine Angst, die sich wie schleichender Frost in meinem Körper ausbreitete. Ich begann zu weinen. Doch ich wurde weder getröstet, noch sagte mir jemand, daß ich damit aufhören sollte. Statt dessen bekam ich die Anweisung, weiterhin tief und langsam zu atmen und dem Weinen nicht nachzugeben. Ich hielt mich daran, und der Drang zu weinen, den ich als Kloß im Hals spürte, löste sich auf und schien sich in Wellen über den Rest meines Körpers auszubreiten, so wie sich Wasser an der Oberfläche kräuselt. Danach fühlte ich mich umgehend entspannt und ruhig.

Nach der Sitzung hatte ich keine Ahnung, was passiert war, aber ich fühlte mich anders, mir war leichter ums Herz. Es war nicht der große Durchbruch, auf den ich insgeheim gehofft hatte, und es war völlig anders, als ich erwartet hatte. Doch ich war sehr zufrieden. Und so ging ich nach einer Weile wieder hin, um es noch einmal zu versuchen. Fünfzehn Jahre später bin ich mir immer noch nicht völlig klar darüber, wie der Prozeß des bewußten Atmens funktioniert (wenn das der richtige Ausdruck dafür ist). Ich kann nur sagen, daß die Erfahrungen, die ich damit gemacht habe, bedeutsam genug für mich waren – und immer noch sind –, um regelmäßig weiterzumachen.

Rebirthing ist für mich weit mehr als eine Entspannungstechnik. Die Erfahrungen während der Sitzungen haben mein Weltbild und meine Herangehensweise an das Leben verändert. Die Kraft dieser phantastischen Seelenreisen hat mich dazu getrieben, nach Erklärungen zu suchen: in der

Psychologie, der Biologie, der Geschichte, der modernen Physik und der Religion. Als ich zu den alten östlichen Weisheitslehren fand, hatte ich das Gefühl, auf dem richtigen Weg zu sein. Dies brachte mich schließlich nach Indien, wo ich mehr über die geheimnisvollen Yogis herausfinden wollte, für die anscheinend andere Naturgesetze gelten als für Durchschnittsmenschen.

Was ich in Indien erlebte, hat mich davon überzeugt, daß wir an der Schwelle zu einem neuen Zeitalter stehen, in dem jeder Mensch Zugang zum vollen menschlichen Potential haben wird. Was bisher immer nur wenigen zugänglich war, wird wahrscheinlich schon bald von der westlichen Wissenschaft anerkannt werden. Die Forschung in so vielen Gebieten der modernen Wissenschaft zeigt, daß ein vollständiger Paradigmenwechsel notwendig ist. Vieles, was die herkömmliche Psychologie als geistige Störung oder Krankheit bezeichnet, wird in der modernen Psychotherapie ganz anders beurteilt. Die moderne Physik, die uns das Tor zu einer neuen Weltsicht geöffnet hat, zeigt ganz klar, daß die konventionellen westlichen Modelle der Wirklichkeit nur für ein sehr eingeschränktes Erfahrungsspektrum von Nutzen sind. In der Quantenphysik kann dasselbe Phänomen entweder ein Teilchen oder eine Welle sein – dort gibt es mehr als nur eine Interpretationsmöglichkeit. Die moderne Psychologie lehrt, daß biologische und psychologische Erklärungen menschlichen Verhaltens und menschlicher Erfahrungen sich nicht gegenseitig ausschließen. Sie untersucht dasselbe Phänomen nur aus einem anderen Blickwinkel. Was man als Verhaltensmuster interpretieren kann, kann man auch als biochemische Vorgänge im Körper beschreiben. Es handelt sich dann immer noch um denselben Prozeß. Worauf es ankommt, ist, das ganze Bild zu erkennen, einen holistischen Ansatz zu finden.

Die alten Weisheitslehren des Ostens sind den neuesten Erkenntnissen der modernen Wissenschaft näher als das Weltbild von Newton und Descartes. Allmählich schließt sich der Kreis von Religion und Wissenschaft. Mystische Erklärungen werden in Zukunft nicht mehr als esoterisch gelten. Sie werden allgemein verständlich und wissenschaftlich anerkannt sein.

Gemäß den Vorstellungen der neuen Physik führte mich meine persönliche Suche zu dem Schluß, daß jedes Phänomen in unserem Leben als eine Form von Energie beschrieben werden kann: Alles lebt. Wir alle sind Teil eines größeren Ganzen. Wir beeinflussen die Welt durch unsere Art zu denken, und unsere Art zu denken wird durch unsere Umwelt beeinflußt. Das hat mir eine positivere Einstellung zum Leben gegeben. Die einzigen Grenzen, die es gibt, schaffen wir uns selber. Über deine Grenzen solltest du nur sprechen, wenn du sie bewahren willst. Greife nach den Sternen, und du wirst bis zu den Wipfeln der Bäume gelangen. Wenn wir den Eindruck haben, daß die Welt nicht in Ordnung ist, liegt es vielleicht nur daran, daß wir nicht das ganze Bild sehen können oder daß wir Grenzen errichtet haben, die unsere Wahrnehmung der Wirklichkeit verzerren. Wir sollten versuchen, für alle Möglichkeiten offen zu sein, und unsere Entwicklung nicht durch irgendwelche begrenzenden Vorstellungen behindern.

Für viele Menschen mag das selbstverständlich klingen. Ich jedoch mußte eine Reihe von Atemsitzungen machen, bevor ich in Kontakt mit dem Teil von mir kommen konnte, der all dies intuitiv wußte.

Mit diesem Buch möchte ich dazu beitragen, daß ein höchst wirkungsvolles und mächtiges Instrument für unser seelisches und spirituelles Wachstum, das wir alle besitzen, auch für alle verfügbar wird – einfach indem wir das volle Potential unserer Atmung nutzen. Ich habe versucht, alle Aspekte des bewußten Atmens genau zu beschreiben (der gängige Ausdruck dafür ist »Rebirthing«): Wie es uns helfen kann, Körper und Geist zu heilen, unsere volle Leistungsfähigkeit, auch die körperliche wiederherzustellen und den Zugang zu den Quellen unserer inneren Weisheit zu erleichtern. Kurzum, dieses einfache, natürliche Mittel kann unsere Gesundheit wiederherstellen und uns lehren, in Harmonie mit uns selbst zu leben.

Wenn ich Rebirthing in den Blickpunkt stelle, sollen andere Atemtechniken damit nicht herabgesetzt werden. So effektiv Rebirthing auch ist, es bleibt doch, verglichen mit den alten östlichen Techniken, ein Verfahren, das erst vor kurzem entwickelt wurde. Ich bin überzeugt, daß das bewußte Atmen mit einer Kombination aus moderner Forschung und alten Weisheitslehren zu einem sehr guten und passenden Werkzeug werden kann, mit dem wir unsere inneren Kräfte freisetzen und weiterentwickeln können. Diese höchste und bisher noch nicht existierende Atemtechnik ist das eigentliche Thema meines Buches.

Rebirthing muß folglich im historischen Kontext betrachtet werden. Für eine umfassende Darstellung der Technik müssen wir auch die physiologische Bedeutung des Atmens untersuchen, und zwar sowohl aus der Sicht der modernen medizinischen Forschung als auch aus der Perspektive der alten Weisheitslehren. Bis jetzt gibt es nur wenige wissenschaftliche Studien über bewußtes Atmen. Das wird sich hoffentlich in naher Zukunft ändern. Gleichwohl wissen wir aus individuellen Erfahrungsberichten schon eine Menge über die Auswirkungen des bewußten Atmens. Einige dieser Berichte sind schon sehr alt, während andere die Beobachtungen der modernen Psychotherapie wiedergeben.

Ich beziehe mich in diesem Buch immer wieder auf persönliche Erfahrungen, um die Technik zu verdeutlichen, hauptsächlich deshalb, weil wir unter historischen, kulturellen, psychologischen und medizinischen Gesichtspunkten zwar eine Menge über bewußtes Atmen lernen können, es letzten Endes aber um eine sehr intensive persönliche Erfahrung geht, die jeder selbst machen muß.

Leonard Orr, der Begründer des Rebirthing, hat mir einmal erzählt, wie erstaunt er war, als er anfing, mit diesem Verfahren zu arbeiten. Er war fasziniert davon, daß die Leute tatsächlich zu ihm kamen, sich auf seine Couch legten, ihn fast eine Stunde lang ihrem Atem lauschen ließen und ihn mit Freuden dafür bezahlten, daß er so gut wie nichts mit ihnen tat. Er konnte ihnen die Technik weder erklären, noch konnte er ihnen sagen, was dabei passierte, doch das schien nichts auszumachen. Obwohl diese Leute sehr unterschiedliche Erfahrungen machten, stimmten sie alle darin überein, daß etwas Positives mit ihnen geschehen war, und sie kamen gern zur nächsten Sitzung.

Was ist Rebirthing? Wie kann etwas so Einfaches so wirkungsvoll sein? Jeder Mensch atmet, solange er lebt. Warum macht es einen solchen Unterschied, wenn wir auf eine geringfügig andere Weise atmen? Es ist schwierig, eine umfassende Vorstellung von Rebirthing zu bekommen, wenn man nur darüber liest. Der wichtigste Teil ist die persönliche Erfahrung. Allen, die sich dafür interessieren, kann ich nur raten: Findet einen guten Rebirther, probiert es selber aus und lernt es gut. Ich bin weit davon entfernt, zu behaupten, daß Rebirthing der einzige Weg ist, der uns diese Art von Erfahrung vermittelt. Aber ganz gleich, welchen Weg wir wählen, das Wichtigste ist immer, daß wir den Schlüssel zu unserer inneren Weisheit und zu unserem inneren Reichtum finden.

Es gibt eine bekannte Geschichte über Buddha: Ein Mönch drohte damit, sein religiöses Leben aufzugeben, wenn Buddha ihm nicht sagen könne, ob es für den Heiligen ein Leben nach dem Tod gebe. Buddha antwortete:

»Das ist so, als ob ein Mann, nachdem ihn ein vergifteter Pfeil verwundet hat, zu dem Arzt, der ihn behandelt, sagen würde: ›Ich lasse diesen Pfeil nicht entfernen, bis ich die Kaste des Mannes kenne, der ihn auf mich abgeschossen hat. Ich muß wissen, wie groß er ist, aus welcher Familie er stammt, wo die Familie lebt, aus welchem Holz der Bogen gemacht wurde, wer den Pfeil geschnitzt hat …‹ Seine Fragen haben nichts mit der Entfernung des Pfeils zu tun, und er würde sterben, bevor sie beantwortet wären. Ganz ähnlich ist es mit meiner Lehre: Sie handelt nicht davon, ob die Welt ewig oder nicht ewig ist, ob sie endlich oder unendlich ist, ob Körper und Seele dasselbe sind oder nicht … Ich lehre, wie man den Pfeil entfernt.«

Wir leben in einer Zeit des Wandels. Jeder ist sich heutzutage darüber klar, daß wir durch unseren Lebensstil eine Bedrohung für die Zukunft der Welt darstellen. Wir müssen nicht lernen, wie man die Welt verändert, sondern wir müssen erkennen, daß wir jetzt schon genug innere Weisheit haben, um eine harmonische Welt zu schaffen. Dieser Wandel muß von innen kommen – aus der persönlichen Erfahrung. Nur Einsicht kann das Wissen, das über Jahrhunderte geduldig gesammelt wurde, mit einer umfassenden Vision verbinden und uns den Mut geben, den wir brauchen, um unsere Probleme zu lösen.

I Die Kraft des Atmens

1 Atmung
und außergewöhnliche Leistungen

Da machte Gott der HERR den Menschen
aus Erde vom Acker
und blies ihm
den Odem des Lebens in seine Nase.
Und so ward der Mensch ein lebendiges Wesen.

Genesis 2,7

In allen Kulturen und zu allen Zeiten galt die Atmung als wichtigste Lebensfunktion des menschlichen Körpers. Der Mensch war tot, wenn er aufhörte zu atmen. Erst kürzlich hat die moderne Medizin unter großen Kontroversen versucht, diese traditionelle, von Weisheit geleitete Vorstellung zu ändern. Die menschliche Lebenszeit bemißt sich vom ersten bis zum letzten Atemzug. Jenseits dieses anerkannten Primats der Biologie hat man den Atem immer und nahezu universell als ein wichtiges Element der körperlichen, seelischen und geistigen Entwicklung betrachtet.

Mit Ausnahme der modernen westlichen Welt bedeutete Atmen in allen Kulturen mehr, als nur einfach instinktiv die Bedürfnisse des Körpers nach Sauerstoff zu erfüllen. Seit Jahrtausenden wissen die Menschen, daß bewußtes, kontrolliertes Atmen gezielt eingesetzt werden kann, um die geistigen und körperlichen Kräfte zu stärken. Kontrolliertes Atmen wurde genutzt, um Verletzungen und Krankheiten zu heilen, das Leben zu verlängern und veränderte Bewußtseinszustände herbeizuführen. Spezielle Atemtechniken wurden entwickelt, um die alltäglichen Grenzen unserer körperlichen und geistigen Möglichkeiten zu überwinden.

Atmung und Atmen haben auch eine spirituelle Dimension. Eigentlich sind Atem und Spiritualität sogar untrennbar miteinander verbunden. Einer der Gründe, warum Atmen seine spirituelle Bedeutung in unserer modernen westlichen Welt verloren hat, besteht darin, daß die wissenschaftliche Weltsicht bis vor kurzem jede Art von Spiritualität vollständig ausgeschlossen hat. Die Ideologie des wissenschaftlichen Materialismus aus dem 19. Jahrhundert, in der Spiritualität keinen Platz hatte, bestimmt immer noch unser alltägliches Denken. In einem größeren kulturellen und historischen Kontext erweist sich dieses Weltbild jedoch als merkwürdig und fremdartig, verglichen mit den meisten anderen Vorstellungen über die Natur der Dinge, die die Menschheit im Laufe der Geschichte entwickelt hat.

Das wissenschaftliche Weltbild des Westens ist während der letzten 300 Jahre vor allem unter dem Einfluß von Descartes, Newton und Darwin entstanden. Sie schufen ein objektives, rein vom Verstand beherrschtes Modell unserer Welt, das ausschließlich aus toter Materie bestand. Solche Vorstellungen haben die modernen westlichen Menschen nachhaltig von der spirituellen Dimension des Lebens abgeschnitten. Geistige Erfahrungen werden von materialistischen, logisch-rationalen Überlegungen beherrscht. Die traditionellen östlichen Weisheitslehren sind hingegen unversehrt geblieben, obwohl sie über ein Jahrhundert lang einer aggressiven Kolonialisierung durch die reduktionistische »moderne« Weltsicht ausgesetzt waren. Während Materie die reale Basis der westlichen Ideologie darstellt, beginnt die Wirklichkeit in den östlichen Traditionen bei der Seele und bei spirituellen Erfahrungen. Dort weiß man um die Einheit allen Lebens im Universum und um die Einheit des Menschen mit allen Dingen.

Bis in die jüngste Zeit wurden diese beiden anscheinend nicht miteinander zu vereinbarenden Weltsichten schlicht als antagonistisch betrachtet. Der durchschnittliche westliche Mensch ging davon aus, daß die »moderne« wissenschaftliche Sicht der Wirklichkeit allmählich die traditionellen Lehren des Ostens ersetzen würde. Diese Erwartung hat sich mittlerweile vollständig ins Gegenteil verkehrt. Und der ketzerische Anstoß dazu ging ausgerechnet vom Allerheiligsten der westlichen Wissenschaft aus – von der Physik. Im Laufe dieses Jahrhunderts sind die Konsequenzen der Quantenmechanik und der Relativitätstheorie deutlich geworden: Die Physik ist nicht mehr im gesunden Menschenverstand verankert. Auf der Suche nach einem neuen Hafen im Meer des Chaos haben viele führende Theoretiker der Physik ihr intellektuelles Heil im Osten gesucht. Dort finden sie in den alten Lehren über die Natur der Wirklichkeit einen Rahmen, in den ihre Erkenntnisse besser passen als in den wissenschaftlichen Materialismus ihrer eigenen Kultur.

Nachdem die harte Schale der intellektuellen Überheblichkeit zerbrochen war, konnten die jahrtausendealten östlichen Weisheitslehren einer ernsthaften Überprüfung unterzogen werden. Da sie den wissenschaftlichen Erkenntnissen genauer entsprachen als die westliche Weltsicht, konnten die östlichen Lehren nicht länger als alter Aberglaube abqualifiziert werden. Der Westen war herausgefordert, den eigenen Horizont zu erweitern und sich den östlichen Vorstellungen anzupassen, nicht umgekehrt. In bestimmten Fällen werden heute Forschungshypothesen aus alten indischen und chinesischen Texten abgeleitet. Der Kreis von Mythos, Religion und Wissenschaft beginnt sich wieder zu schließen – trotz des andauernden Widerstands orthodoxer Wissenschaftler.

Die westliche Medizin hat ebenfalls begonnen, sich beispielsweise für Akupunktur und andere medizinische Techniken des Ostens zu interessieren. Deren Wirkungen werden ernst genommen, doch sie sind schwer zu erklären, weil sie sich aus einem völlig anderen Verständnis der menschlichen Körperfunktionen entwickelt haben. Aus diesem und aus anderen Gründen beginnt man jetzt zu akzeptieren, daß die Grenzen, die wir dem geistigen und physischen Potential des Menschen unterstellt haben, viel zu eng gezogen sind. Die moderne Forschung hat begonnen, indische Yogis zu untersuchen, und ist zu der Erkenntnis gekommen, daß sie die Funktionen ihres Körpers auf eine Weise, die früher als übernatürlich betrachtet wurde, willkürlich steuern können

Die moderne Streßbelastung hat das Interesse der westlichen Medizin an den Traditionen des Ostens besonders angeregt. Dieses Problem scheint untrennbar mit dem Industrialismus und dem modernen Lebensstil verbunden und hat sich über den ganzen Globus verbreitet. Es wird inzwischen weitgehend akzeptiert, daß die konventionellen medikamentösen Therapien der westlichen Medizin gegen Streß auf Dauer nichts ausrichten können, sondern das Problem möglicherweise noch verschlimmern. Wenn es um

Streß geht, sieht sich die westliche Medizin gezwungen anzuerkennen, daß Körper und Geist in Wirklichkeit eins sind. Um mit diesem charakteristischen modernen Krankheitsbild angemessen umzugehen, brauchen wir Methoden, die die natürliche Harmonie zwischen Körper, Geist und Seele wiederherstellen.

Während der letzten Jahrzehnte haben wir im Westen eine große Zahl verschiedener Entspannungs- und Meditationstechniken kennengelernt, die genau darauf abzielen. Die meisten davon stehen den östlichen Traditionen sehr nahe und beinhalten auch körperliche Übungen, in denen die bewußte Kontrolle des Atems von großer Bedeutung ist. Das könnte der Beginn einer weitreichenden gesellschaftlichen Entwicklung sein, die unsere Art und Weise, mit den menschlichen Fähigkeiten umzugehen, völlig verändert. Nach Russell (1990) war um 1900 die Landwirtschaft auf unserem Planeten die Hauptbeschäftigung. Im Laufe dieses Jahrhunderts hat sich die Industrie sehr schnell ausgebreitet. Anfang der siebziger Jahre wurden Information und Kommunikation zu den führenden Wirtschaftszweigen des Westens. Russell vermutet, daß im Jahr 2000 in der Wirtschaft Berufsbilder vorherrschen werden, bei denen es darum geht, das psychische Potential der Menschen zu untersuchen und zu entwickeln.

Die bewußte Kontrolle des Atems könnte bei dieser neuen Aufgabe eine zentrale Rolle spielen. Wir haben immer noch eine Menge darüber zu lernen, welche Schätze im Menschen verborgen sind und welche Energien durch Atemtechniken freigesetzt werden können. Unser bisheriges Wissen darüber wurde im Laufe von Jahrtausenden erworben, überwiegend durch Meditation und den forschenden Blick nach innen. Dafür standen nur die primitivsten Mittel zur Verfügung. Heute können wir dagegen mit moderner Technik beispielsweise genau messen, welche biochemischen Veränderungen im Körper während der Meditation oder bei sonstigen bewußtseinsverändernden Prozessen auftreten. Wir können deshalb zuversichtlich davon ausgehen, daß noch weitere Fortschritte in diesem Bereich möglich sind. Optimale Atemkontrolle könnte sich als der Schlüssel erweisen, der uns das weite und noch überwiegend unberührte Potential an Schätzen erschließt, die in jedem von uns schlummern:

»Es ist schon oft gesagt worden, daß wir nur 10 Prozent unseres vollen geistigen Potentials nutzen. Nun sieht es so aus, als wäre selbst das noch zu hoch gegriffen. Wahrscheinlich nutzen wir nicht einmal 1 Prozent – noch wahrscheinlicher 0,1 Prozent oder weniger. Die scheinbaren Grenzen des menschlichen Gehirns sind nur die Grenzen, in denen wir unser Gehirn benutzen, und die Grenzen dessen, was wir für möglich halten.«

Russell (1990)

Es ist schon lange bekannt, daß Menschen in Extremsituationen Übermenschliches leisten können, daß sie Grenzen sprengen, die sie selbst und alle anderen für unüberwindlich gehalten hätten: Mütter heben Autos mit bloßen Händen, um ihre Kinder zu retten, Verschüttete überleben unglaublich lange Zeit ohne Nahrung und Wasser, und Menschen können in Notfällen telepathische Signale von der anderen

Seite des Globus empfangen, vor allem dann, wenn jemand in Gefahr ist, der ihnen nahesteht. Und diese Liste könnte noch erheblich verlängert werden. Solche Phänomene werden sehr glaubhaft bezeugt. Aber erst seit kurzem werden derartige Höchstleistungen ernsthaft untersucht, meist im Hinblick auf die Frage, wie sich die Leistungen von Sportlern verbessern lassen. Aber Superleistungen kann man im allgemeinen nur in Notsituationen erwarten, wenn extrem intensive Gefühle mit der starken Motivation verbunden sind, sich selbst oder anderen zu helfen.

Dieses psychische Element wird jetzt im Leistungssport beim Training mit einbezogen. Höchstleistungen können nicht einfach durch mechanisches Körpertraining erreicht werden. Der Geist gehört mit dazu. Das wurde zwar immer bis zu einem gewissen Grad anerkannt, aber jetzt wird das Psycho-Training systematisch durchgeführt. So wird beispielsweise der Aufbau von Muskeln durch die geistige Visualisierung von Bewegungsabläufen unterstützt: Die Ergebnisse sind angeblich besser als beim konventionellen Körpertraining.

Inzwischen bemüht man sich in vieler Hinsicht, mehr über den Einfluß der Psyche auf den Körper zu erfahren. Dabei will man vor allem die Faktoren identifizieren, die für Höchstleistungen entscheidend sind. Eines der berühmtesten Beispiele im Hochleistungssport war der herausragende Weltrekord im Weitsprung, den der Amerikaner Bob Beamon 1968 bei den Olympischen Spielen in Mexiko erzielte. Dabei übertraf er den früheren Weltrekord um unglaubliche 77 Zentimeter. Ernst Jokl, Professor für Neurologie an der Universität von Kentucky, nannte dies den »größten Kraftakt eines einzelnen in der Geschichte der Athletik«, für den es »absolut keine Erklärung« gebe. Beamons eigene Beschreibung des Ereignisses ist nicht sehr informativ: »Ich hatte Angst, Mann. Ich habe mich unter Druck gefühlt. I*ch war zwischen Zeit und Raum*« (Watson, 1987).

Die letzte Feststellung klingt ziemlich geheimnisvoll und deutet an, daß es sich um einen veränderten Bewußtseinszustand gehandelt haben könnte. Ein ausschlaggebender Faktor war dabei möglicherweise die große Höhe des Orts, an dem die Olympischen Spiele stattfanden. In den östlichen Traditionen weiß man, daß große Höhen eine direkte Auswirkung auf das Geist-Körper-System haben können. Man glaubt, daß die andere Qualität der Luft dort oben bestimmte Teile des Gehirns beeinflussen kann, die das Bewußtsein kontrollieren und eine besondere Bedeutung für die Energieversorgung der Muskeln haben. In den verschiedenen Yoga-Disziplinen sind die Auswirkungen großer Höhen schon lange bekannt. Spezielle Atemübungen, die in der Zurückgezogenheit hoch oben im Himalaja praktiziert werden, gelten schon seit langer Zeit als eine schnelle und wirkungsvolle Methode, um den Bewußtseinszustand zu ändern.

Neuere Untersuchungen konzentrieren sich auch auf das Verhältnis zwischen den beiden Gehirnhälften und seinen Einfluß auf die menschliche Leistungsfähigkeit. Entsprechende Theorien gehen davon aus, daß bei Menschen, die besonders erfolgreich sind, vor allem bei solchen, die man als Genies bezeichnet, beide Gehirnhälften außergewöhnlich gut zusammenarbeiten. Diese Menschen haben einen erstaunlich leichten Zugang zu ihrer intuitiven rechten

Gehirnhälfte – aber sie sind nicht einfach Tagträumer und Phantasten: Ihr Genie besteht gerade darin, daß sie die ungeordneten Gefühle ihrer rechten Gehirnhälfte im logisch-rationalen linken Teil des Gehirns verarbeiten können. Eines der bekanntesten Beispiele aus neuerer Zeit ist Albert Einstein. Seine Theorien – in ihrer endgültigen Form streng mathematisch – hatten ihren Ursprung in Träumen und Bildern. Die Relativitätstheorie entstand an einem Sommertag, als Einstein im Gras lag und seinen Gedanken freien Lauf ließ. Leonardo da Vinci war ebenfalls ein solches Genie, dessen Gehirnhälften harmonisch zusammenarbeiteten. Er nutzte seine herausragenden künstlerischen Fähigkeiten bei den verschiedensten Aktivitäten, aber er kombinierte sie immer mit streng logischem Denken. Die Ergebnisse brechen alle Rekorde – es sind unschätzbare Meisterwerke der Kunst ebenso wie technische Darstellungen, die ihrer Zeit so weit voraus waren; daß wir sie erst mit unserem heutigen technischen Standard voll zu würdigen wissen.

2 Die Rebirthing-Technik

> Atem ist der Schlüssel zum Mysterium des
> Lebens, körperlich ebenso wie spirituell.
>
> *Lama Anagarika Govinda*

Atmen ist eine Wechselwirkung zwischen unserem inneren
Selbst und der Atmosphäre, die uns umgibt. Wenn wir atmen, nehmen wir nicht nur Sauerstoff auf, sondern verin-
nerlichen auch die Wirklichkeit, die uns umgibt. Deshalb ist
eine optimale Atmung für unser körperliches und seelisches
Wohlbefinden so wichtig. Auf der rein körperlichen Ebene
zum Beispiel ist unsere Art zu atmen von großer Bedeutung
für die gesundheitliche Verfassung unserer inneren Organe,
die abhängig sind vom Sauerstoffgehalt unseres Bluts. Aber
wir werden sehen, daß die Atmung auch die geistigen und
spirituellen Aspekte unseres Seins beeinflußt.

Rebirthing oder bewußtes Atmen bezeichnet eine spezielle
Atemtechnik. Wir atmen dabei ähnlich entspannt, verbunden und umfassend, wie es die meisten Leute im Tiefschlaf
tun. Dieses Atemmuster löst körperlich und seelisch einen
natürlichen Reinigungsprozeß aus. Die Kombination von
tiefer Entspannung, Offenheit von Körper und Geist und
einem erhöhten Sauerstoffangebot kann alle Blockaden
lösen, die den natürlichen Kreislauf in unserem Körper behindern.

Inzwischen weiß man, daß wir auf diese Weise auch Zugang
zu den Selbstheilungskräften des Körpers bekommen. Wenn
der Prozeß erst einmal begonnen hat, scheint unser Körper

sehr genau zu wissen, wie er sich selbst reinigen und regenerieren kann. Obwohl es sich um eine rein körperliche Übung handelt, hat sie doch direkte Auswirkungen auf die Psyche. Durch die Entspannung und die Anregung des Kreislaufs gelangen vermehrt chemische Botenstoffe in den Blutstrom. Das hat einen reinigenden Effekt auf Körper und Seele. Wenn die chemischen Botenstoffe das Gehirn erreichen, können sie dort als Informationen empfangen und als Erinnerungen an frühere Erfahrungen interpretiert werden. Wilder Penfield (1975) hat gezeigt, daß es möglich ist, Erinnerungsbilder auszulösen, indem man bei einer Kopfoperation verschiedene Bereiche des Gehirns mit einer Elektrode reizt. Die Atemtechnik beim Rebirthing hat sich als ähnlich wirkungsvoll erwiesen, wenn es darum geht, wieder Zugang zu alten Erinnerungen zu finden. Die Tatsache, daß dieser Vorgang nicht durch geistige, sondern durch körperliche Aktivität ausgelöst wird – durch mehr Offenheit, Entspannung und einen verbesserten Kreislauf –, eröffnet die Möglichkeit, Erinnerungen aus den frühesten Zeiten unseres Lebens zu reaktivieren. Bevor unser Gehirn voll entwickelt war, wurden Erinnerungen als physische Empfindungen in verschiedenen Zellen unseres Körpers registriert und gespeichert. Diese sehr frühen Erinnerungen sind unserem Verstand nicht zugänglich, denn sie haben sich nicht unserem Gehirn eingeprägt, sondern nur den jeweiligen Körperteilen, die an der ursprünglichen Erfahrung beteiligt waren. Der reinigende Effekt auf den Körper wird oft als Zuwachs von Energie empfunden. Daraus können wir auch mehr geistige Frische gewinnen, die die physischen und psychischen Körperfunktionen anregt.

Von allen modernen Atemtechniken, die uns heute zur Verfügung stehen, ist Rebirthing die einzige, die sich ausschließlich auf den Atem konzentriert. Viele Richtungen der modernen Psychotherapie benutzen den Atem als Hilfsmittel, um mit unbewußten Gedanken und Gefühlen in Kontakt zu kommen, die dann im Rahmen einer geistigen oder emotionalen Läuterung bearbeitet werden. Beim Rebirthing geht es jedoch einzig und allein um den Atem. Ein entspanntes, offenes Atemprofil ist der Schlüssel zu unserem inneren Selbst. Dabei geht man von der Annahme aus, daß jeder Gedanke und jedes Gefühl auch eine Form von Energie darstellt und als solche ausgedrückt werden kann – durch den Atem. Das verleiht dieser Technik eine besondere Bedeutung, weil wir unsere Atmung ändern müssen, wenn Körper und Geist geheilt werden sollen.

Lebensenergie

Wie manche traditionelle Atemtechnik kann Rebirthing auch als eine Methode beschrieben werden, mit der man die »Lebensenergie« aktiviert, indem man die volle Atemkapazität des Körpers ausschöpft. Das Konzept der Lebensenergie ist in den Kulturen des Ostens von zentraler Bedeutung, im Westen jedoch weitgehend unbekannt. Das östliche Konzept werde ich in den folgenden Kapiteln noch ausführlich beschreiben. An dieser Stelle können wir Lebensenergie einfach als die treibende Kraft verstehen, die Körper und Seele bewegt. Sie zu aktivieren, führt zu einer harmonischen Offenheit und stärkt die Fähigkeit, Körper und

Seele ohne jede Einschränkung zu gebrauchen und zu erleben.

»In der westlichen Welt haben wir eine lange Tradition in
der Gesundheitsfürsorge, aber uns fehlt jegliche Tradition
im Umgang mit reiner Lebensenergie. Sie ist ein Teil des
Weltbildes, das wir vollständig verloren haben. Die Arbeit
mit der direkten Lebensenergie ist so, als würde man den
Leuten ein neues Werkzeug in die Hand geben. In der heutigen Welt sind viele Menschen so deprimiert, daß ihnen
jede Energie fehlt, auch nur mit der Lösung ihrer Probleme zu beginnen. Sie brauchen mehr Lebensenergie, um
mit ihrer Situation fertigzuwerden und Ideen zu entwickeln, was man ändern könnte. Gleichzeitig brauchen
sie mehr Leben in ihrem Körper, damit sie sich selbst wieder spüren und erfahren können. Man kann sagen, daß
Atmen das am wenigsten genutzte natürliche Mittel ist.
Im Atmen liegt ein großes Potential für positive Veränderungen.«

Aus einem Interview mit Bo Wahlström,
dem Mitbegründer und führenden Lehrer
des schwedischen Rebirther-Training-Zentrums,
Februar 1989.

Die Atemtechnik beim Rebirthing dient dazu, die natürlichen Energieströme des Körpers zu öffnen und den Kreislauf anzuregen, so daß die Energie ungehindert durch den
Körper fließen kann. Diese Steigerung der im Körper zirku-
lierenden Energie schafft optimale Bedingungen, unter denen Körper und Seele ihr Potential entfalten können. Dazu

gehören auch die mächtigen Selbstheilungskräfte. Rebirthing kann die Zellerneuerung verbessern und damit die Regeneration und Belebung des Körpers unterstützen.

Erreicht wird diese Stimulation durch Entspannung. Sie ermöglicht es den blockierten Erinnerungen, wieder an die Oberfläche zu kommen (siehe Kapitel 8). Solche blockierten Erinnerungen sind mit Ereignissen verknüpft, die aus irgendeinem Grund nicht verarbeitet und integriert werden konnten; sie wurden einfach ins Unbewußte verdrängt. Derartige Blockaden können unsere bewußten Absichten stören oder ihnen sogar aktiv entgegenwirken. Wenn wir sie lösen und an die Oberfläche holen, können wir einen höheren Bewußtseinszustand erreichen: Wir können unsere psychische Energie wirkungsvoller auf die Gegenwart und auf bewußt gewählte Aufgaben konzentrieren und unsere Leistungsfähigkeit dadurch steigern.

Rebirthing geht grundsätzlich von einem Muster aus, das man in der natürlichen Atmung von Kleinkindern und friedlich Schlafenden findet – anders gesagt, in der Atmung von harmonischen und vollständig entspannten Menschen. (In einer Rebirthing-Sitzung kann die Atmung wesentlich intensiver sein als im alltäglichen Leben.) In der modernen Welt ist es schwierig, Erwachsene zu finden, die noch das ursprüngliche, natürliche Atemmuster haben, mit Ausnahme bestimmter isoliert lebender Naturvölker. Bei fast allen Erwachsenen finden sich mehr oder weniger ausgeprägt ständig muskuläre Verspannungen und Energieblockaden. Diese zeigen sich nirgendwo im Körper deutlicher als bei der Atmung, und sie verhindert, daß sich unser körperliches Potential voll entfalten kann.

Die Entwicklung der Technik

Obwohl es eine klare Verbindung zwischen Rebirthing und traditionellen östlichen Atemtechniken gibt, kann man nicht einfach sagen, daß es sich hier um die Wiederentdeckung einer alten Methode handelt. Rebirthing wurde in den frühen siebziger Jahren in den USA entwickelt, hauptsächlich von Leonard Orr. Er hat dazu mit verschiedenen Atemmustern experimentiert und ihre Auswirkungen auf Körper und Seele untersucht. Rebirthing ist also unabhängig von den traditionellen Techniken entstanden, doch es hat viele Ähnlichkeiten mit ihnen.

Wie Rebirthing entwickelt wurde, läßt sich folgendermaßen beschreiben: Orr stellte zunächst fest, daß Menschen dramatische und/oder seltsame Erfahrungen machten, wenn sie ihr Atemmuster änderten. Als man nach Erklärungen dafür suchte, stellte sich heraus, daß die medizinische und psychologische Literatur darüber wenig aussagte. Niemand hatte die Veränderungen im Atemmuster beschrieben oder beobachtet, welchen Einfluß die Atmung auf Körper und Seele hat. Die einzigen Erklärungen, die auf die Bedeutung verschiedener Atemmuster eingingen, fand man in den östlichen Schulen des Yoga, Qi-Gong usw. So lieferten die östlichen Weisheitslehren die theoretischen Grundlagen der Methode.

Orr hat ursprünglich keine systematische psychologische Forschung betrieben. Er beschreibt seine frühen Arbeiten einfach als einen Schritt hin zu einer mehr allgemeinen Suche nach »Methoden, sich selbst zu verbessern«. Am Anfang bestand die Suche weitgehend darin, daß Orr seinen eigenen

Körper verschiedenen äußeren Einflüssen aussetzte. Er verbrachte extrem lange Zeiten in der heißen Sauna oder tauchte seinen Körper für mehrere Stunden in warmes oder kaltes Wasser, um zu sehen, welche Auswirkungen das haben würde. Bald entdeckte er, daß bestimmte Situationen zu starken emotionalen Reaktionen führten. Er konnte sich an traumatische Erlebnisse erinnern, die oft mit der Geburt zusammenhingen. Gleichzeitig stellte er fest, daß diese Erfahrungen zu einer spontanen Änderung des Atemmusters führten. Deshalb begann er, mit verschiedenen Arten der Atmung zu experimentieren, und versuchte, die Rhythmen, die er beobachtet hatte, zu reproduzieren. Das führte zu noch stärkeren Reaktionen und zu noch lebhafteren Erinnerungen an seine eigene Geburt und andere traumatische Ereignisse. Später begann er, andere zu lehren, wie sie diese Erfahrungen selbst machen konnten. Dazu saß er bei ihnen und leitete sie an, so zu atmen, daß sie die Muster, die er entdeckt hatte, reproduzieren konnten. Er stellte fest, daß die meisten Menschen genauso reagierten wie er selbst; das Geburtstrauma war das gemeinsame Element ihrer Erfahrungen.

Wegen der immer wiederkehrenden Geburtserlebnisse wurde die Methode als Rebirthing bekannt. Manchmal wird sie auch anders bezeichnet, zum Beispiel als bewußtes Atmen, bewußtes verbundenes Atmen oder spirituelles Atmen. Am Anfang führte Orr alle Atemübungen im warmen Wasser durch, weil er dachte, Wasser sei ein wichtiger Bestandteil der Erfahrung. Orr hatte sein erstes »spontanes« Wiedergeburtserlebnis, als er in sehr heißem Wasser lag (siehe Seite 87). Die Teilnehmer der Übungen ließen sich entweder auf dem Rücken im Wasser treiben oder sie trieben mit dem Gesicht nach unten (und atmeten in diesem Fall durch einen Schnorchel). Alternativ zum heißen Wasser wurden auch Schlafsäcke benutzt, in denen die Leute bis zu 14 Stunden lagen, um die vorgeburtliche Umgebung zu simulieren. Solche Sitzungen führten oft zu außergewöhnlich starken emotionalen Reaktionen. Die Teilnehmer mußten dann aus der speziellen Umgebung herausgenommen werden, und die Sitzung wurde unter weniger extremen Bedingungen beendet. Diese Entwicklung führte allmählich dazu, daß man auf die Zusatzbedingungen verzichtete. »Trockene Sitzungen«, die zum gleichen Ergebnis führten, wurden Standard.

Leonard Orr entdeckte, daß nach einer Reihe von Atemsitzungen im Laufe der Zeit die starken emotionalen Reaktionen verschwanden, wenn es der betreffenden Person gelang, die Auswirkungen der traumatischen Erfahrungen, an die sie sich erinnerte, zu verstehen. Dieser Prozeß wurde später als Integration bezeichnet (siehe S. 159). Die Integration führte im allgemeinen nicht nur dazu, daß die traumatischen Reaktionen verschwanden, sondern sie löste auch sämtliche Verhaltensmuster auf, die damit verbunden waren. Manche Erinnerungen tauchten bei verschiedenen Gelegenheiten immer wieder auf und führten zu vielen Einsichten, bevor sie schließlich aufgelöst wurden. Nur wenn das ganze Ereignis wiedererlebt und interpretiert worden war, verschwand es vollständig aus den Atemsitzungen.

Am Ende eines sechswöchigen Intensiv-Trainingskurses bei Leonard Orr in den USA erhielt ich gerade meine zweite Einzelsitzung. »Ich will dir zeigen, wie du deinen natürlichen Atemrhythmus entdecken kannst«, sagte er zur Einführung in die Übungen. Behutsam leitete er jeden meiner Atemzüge. »Ein bißchen länger, ein bißchen tiefer«, forderte er mich zu Anfang auf. Aber schon bald sagte er: »Ein bißchen weniger, ein bißchen weniger«, bis ich fast ganz aufgehört hatte zu atmen. Meine Atmung war so leicht, daß man sie kaum noch merkte. »Und jetzt gib acht! Bleib für einen Moment ganz still – da!«, er beobachtete mich, »und da wieder. Hast du diesen unendlich winzigen Atemzug bemerkt, der ganz von alleine kam? Das ist deine natürliche Atmung. Nimm sie bewußt wahr und erlaube ihr, sich zu entwickeln. Darauf solltest du dich konzentrieren, wenn wir weitermachen.«

Die optimale Umgebung

Die ideale Umgebung für eine Rebirthing-Sitzung sollte vollkommen ruhig und sicher sein, ohne irgendwelche Störungen oder Reize von außen. Wenn es zu Störungen kommt, führen sie oft zu Assoziationen, die bedeutsame Erinnerungen heraufbeschwören. (Was von außen kommt, sollte deshalb kontrolliert werden, um zu verhindern, daß der innere Prozeß unterbrochen oder gestört wird.) Wichtig ist vor allem, ein Gefühl von Sicherheit zu schaffen, so daß es in der äußeren Umgebung nichts gibt, was das Wiedererleben blockierter Erinnerungen behindern könnte.

Man praktiziert Rebirthing am besten auf dem Rücken liegend, wobei die Füße locker auseinanderfallen und die Hände mit den Handflächen nach oben neben dem Körper liegen. (Diese Position wird im Yoga als Shavasana bezeichnet.) Wichtig ist eine bequeme Unterlage, die flach und nicht zu weich sein sollte, und der Körper sollte darauf ausgestreckt liegen, wie es für die Atmung physiologisch am besten ist. Veränderungen der Lage sind während des Rebirthing üblich, so daß man genügend Platz braucht, um sich bewegen zu können. Eine sehr häufige Reaktion ist das Zusammenkauern in der Embryonalstellung als Antwort auf bestimmte Ängste oder bei Erlebnissen, die mit der Geburt verbunden sind. Außerdem ist es wichtig, daß einem nicht kalt ist. Wenn bestimmte Erinnerungen an die Oberfläche kommen, kann es sehr leicht passieren, daß man das Gefühl hat zu frieren. Deshalb ist es sinnvoll, immer eine Decke neben sich zu haben.

Verschiedene Varianten von Rebirthing-Sitzungen

Die erste Rebirthing-Sitzung sollte unbedingt unter Anleitung eines erfahrenen Therapeuten stattfinden. Die ersten Reaktionen können sehr heftig ausfallen und Menschen, die an solche Übungen nicht gewöhnt sind, sogar ängstigen. Die Erlebnisse können geradezu erdrückend sein, wenn man dabei nicht von jemandem begleitet wird, der mit dem Prozeß vertraut ist. Ein erfahrener Rebirthing-Therapeut kann den Neuling unterstützen und ihm helfen, den richtigen Atemrhythmus beizubehalten (was die beste Rückversicherung gegen negative Reaktionen ist). Wenn schon genügend blockierte Erinnerungen an die Oberfläche gekommen sind, fühlen sich die meisten Leute jedoch sicher genug, allein weiterzumachen oder zusammen mit einem Freund, dessen Unterstützung dann ausreicht. Dabei wird oft ein Rollentausch vereinbart: Erst atmet der eine unter der Anleitung des anderen, dann umgekehrt. Da man mit der Technik aber auch allein arbeiten kann, erweist sie sich in Streßzeiten oft als große Hilfe. Außerdem kann man sie bei Bedarf ebenso zur Leistungssteigerung benutzen wie zur Entspannung oder um zusätzliche Energie zu bekommen.

Rebirthing-Sitzungen können auch in heißem oder kaltem Wasser durchgeführt werden. Um die Sitzung in heißem Wasser durchzuführen, braucht man ein beheiztes Schwimmbecken oder eine Badewanne, die groß genug ist, daß sich drei oder mehr Leute frei darin bewegen können. Der Atmende treibt auf dem Rücken und hält nur seinen Kopf über dem Wasser. Alternativ dazu kann der Atmende auch auf dem Bauch treiben mit dem Gesicht nach unten und dem ganzen Körper unter Wasser. In diesem Fall wird ein spezieller Doppel-Schnorchel benutzt, der für ausreichende Luftzufuhr sorgt. Die Wassertemperatur sollte zwischen 38,0 und 38,9° C liegen, damit sie den Bedingungen im Mutterleib möglichst ähnlich ist. Es muß genügend körperliche Unterstützung gewährleistet sein, damit der Atmende sich entspannen kann und während der gesamten Sitzung eine Atmosphäre absoluter Sicherheit herrscht. Der Therapeut hat deshalb einen Assistenten, der den auf dem Wasser treibenden Körper hält und für die nötige Unterstützung sorgt. Dadurch kann sich der Rebirther voll darauf konzentrieren, jeden Atemzug zu überwachen, und braucht sich keine Gedanken über die Sicherheit zu machen.

Man kann Rebirthing auch im kalten Wasser durchführen, beispielsweise in Freibädern. In diesem Fall sollte der Atemrhythmus schon eingeführt sein, bevor die Teilnehmer ins Wasser gehen. Der Atmende muß dabei ganz allmählich eintauchen, damit er seinen Rhythmus trotz der körperlichen Reaktion auf das kalte Wasser beibehalten kann. Wenn es zu Verspannungen kommt und die Atmung dadurch gestört wird, sollte man außerhalb des Wassers noch einmal von vorn anfangen. Warmes Wasser weckt meist Erinnerungen an den Mutterleib und an die erste Phase der Geburt, kaltes Wasser dagegen Erinnerungen an die Temperaturveränderungen bei der Geburt oder an Nah-Todeserlebnisse.

Es ist wichtig, hier darauf hinzuweisen, daß Rebirthing-Sitzungen immer in einer ruhigen und absolut sicheren Umgebung stattfinden sollten, damit der oder die Atmende sich ununterbrochen auf sein bzw. ihr inneres Selbst konzentrieren kann. Dies gilt erst recht, wenn die Übung im Wasser stattfindet, das physische und emotionale Reaktionen um ein Vielfaches steigern kann. *Wenn die Übung im Wasser stattfindet, müssen immer mindestens zwei Leute mit im Wasser sein, um die atmende Person zu führen bzw. zu halten!*

Diese Regeln für Rebirthing im Wasser sind von wesentlicher Bedeutung und müssen in der Praxis streng befolgt werden. Dabei geht es nicht nur darum, die Sicherheit aller Beteiligten zu gewährleisten, sondern auch darum, nachdrücklich bestimmten Gerüchten entgegenzutreten, die Rebirthing im Wasser als gefährlich darstellen. Ursprung dieser Gerüchte ist ein tragischer Unfall, der sich während eines Trainings für Gruppenleiter im Dezember 1991 in Devon ereignete. Rebirthing gehörte jedoch *nicht* zum Programm. Gleichwohl berichteten einige Zeitungen später, ein Mann sei während einer Rebirthing-Sitzung im Wasser ertrunken. Das entspricht aber nicht der Wahrheit.

Was über diesen Unfall berichtet wurde, widersprach all meinen Erfahrungen mit Rebirthing im Wasser. Deshalb wollte ich unbedingt herausfinden, was damals wirklich passiert war. Ich besorgte mir den vollständigen Bericht des Untersuchungsrichters über diesen Fall. Weder der Untersuchungsrichter noch der Pathologe, der die Autopsie durchgeführt hat, noch irgendeiner der dreizehn Zeugen, die bei ihrer Aussage unter Eid standen, hat das Wort Rebirthing erwähnt oder auch nur von irgend etwas gesprochen, das mit dieser Technik zu tun hat. Der Bericht stellt ganz klar fest, daß der Mann ertrunken ist, während er in seiner Freizeit, noch bevor das Training begonnen hatte, allein im Swimmingpool des Trainingszentrums schwamm. Das war seine eigene Entscheidung, und sie hatte nichts mit dem Training zu tun (oder gar mit Rebirthing). Mehr noch, er war von den anderen Teilnehmern ausdrücklich gewarnt worden, allein schwimmen zu gehen. Trotzdem hatte er darauf bestanden. Man fand ihn am Grund des Schwimmbeckens, und alle Wiederbelebungsversuche waren vergeblich.

Rebirthing kann auch in Gruppen durchgeführt werden. Die Sitzungen finden entweder in Zweier- oder in Dreiergruppen statt, oder es gibt mehrere Therapeuten für eine größere

Gruppe von Leuten, die Seite an Seite liegen und simultan atmen. Die Therapeuten gehen von einem zum andern und konzentrieren sich auf diejenigen, die jeweils gerade am meisten Hilfe benötigen. In Gruppensitzungen kann man die Gruppendynamik nutzen, um blockierte Erinnerungen an die Oberfläche zu bringen. Wenn jemand Schwierigkeiten hat, seine Gefühle auszudrücken, ist es oft eine Hilfe, wenn er die emotionalen Reaktionen anderer auf ähnliche Gefühle erlebt. Das führt häufig zu einer wechselseitigen Verstärkung und erleichtert den Ausdruck von Gefühlen wesentlich.

Gruppensitzungen werden üblicherweise mit einem »Sharing« abgeschlossen, das heißt, jeder Teilnehmer kann seine Erfahrungen während der Sitzung anschließend beschreiben. Diese Sharings werden zwar von einem Therapeuten geleitet, aber alle Teilnehmer werden ermutigt, Kommentare und Rückmeldungen zu geben. Dahinter steht die Idee, daß jeder sein eigener Therapeut sein und zu eigenen Erklärungen und Einsichten finden sollte. Die Kommentare des Therapeuten und der anderen Teilnehmer sollen zu einem besseren Verständnis und zur Integration des Erlebten verhelfen. Das Sharing in einer Gruppe kann aber auch ein sehr langfristiger Prozeß sein. So können zum Beispiel jährliche Seminare stattfinden oder permanente Selbsthilfegruppen eingerichtet werden, wo man sich regelmäßig trifft, um die Erlebnisse der individuellen Sitzungen und die allgemeine persönliche Entwicklung miteinander zu besprechen.

Die Unterschiede zwischen Rebirthing und normaler Atmung

Es gibt drei grundsätzliche Unterschiede zwischen dem Atemmuster beim Rebirthing und der normalen Atmung. Erstens ist Rebirthing rhythmischer. Das Atemmuster sollte so rhythmisch und gleichmäßig wie möglich sein. Eine bildliche Analogie wäre die rhythmische Bewegung von Wellen, die wie von selbst über den Strand rollen und sich wieder zurückziehen. Zweitens erfordert Rebirthing ein kontinuierliches Ein- und Ausatmen ohne jede Unterbrechung. Sobald die Einatmung beendet ist, sollte man die Luft wieder ausströmen lassen, ohne die geringste Pause zwischen diesen beiden Bewegungen. Das ist eines der Geheimnisse des Rebirthing. Eine kleine Pause zwischen Einatmung und Ausatmung genügt, um das natürliche Fließen des Atems zu behindern – mit negativen Folgen. Drittens ist es wichtig, daß man lernt, ohne jede Anspannung auszuatmen. Die Luft sollte aus dem Körper herausströmen, allein durch das Gewicht des zurücksinkenden Brustkorbs veranlaßt. Wenn man die Muskeln des Brustkorbs vollständig entspannt, dann sinkt er während der Ausatmung einfach nach unten und zwingt damit die Luft aus den Lungen heraus. Damit sollte überhaupt keine Muskelarbeit verbunden sein.

Eine persönliche Erfahrung
Es war bei einer Sitzung an einem Herbstnachmittag. Ich praktizierte Rebirthing bereits seit einem Jahr regelmäßig. Wir befanden uns in einem großen Haus auf dem Land. Es war schon ziemlich kalt, sowohl drinnen als auch draußen,

und kurz nachdem ich angefangen hatte, begann es zu dämmern. Das Atmen fiel mir schwer, und ich war mehrmals kurz davor, einzuschlafen. Nach einer Weile gab mir der Therapeut den Rat, einen bestimmten Punkt am Ende meines kleinen Fingers zu massieren, gleich unterhalb des Fingernagels. Das würde mir helfen, wach zu bleiben.

Es funktionierte sehr gut, und meine Atmung wurde harmonischer. Ich wurde mir der zunehmenden Dunkelheit im Raum bewußt und spürte, wie sich Kälte über meinen Körper ausbreitete. Ich bat um eine Decke, aber sie half nicht viel. Die Kälte kam von innen. Ich spürte diese Kälte so stark, daß ich völlig starr wurde und in eine Art Halbschlaf fiel. Ich begann zu »träumen«, das heißt, ich schwebte in einem Zustand zwischen Schlaf und Wachen, in dem ich viele Traumbilder sah. Gleichzeitig war ich wach genug, um zu wissen, daß ich mich mitten in einer Rebirthing-Sitzung befand.

Um mein Bett herum standen Menschen. Ich hatte das Gefühl, daß das Bett größer wurde und wie ein Kinderbettchen von einem hölzernen Gitter umgeben war. Ich lag dort allein und hatte keinen Kontakt zu den Leuten um mich herum. Plötzlich kam ein grauer Mann auf mich zu und streckte seine Arme aus, um mich hochzuheben. Er verströmte Tod und Kälte. Eine Welle von Panik ergriff mich. Ich wollte schreien und wegkrabbeln. Die Menschen, die um mich herumstanden, sollten merken, daß er dabei war, mich zu entführen. Ich wußte, wenn er mich hochheben und wegtragen würde, dann würde ich sterben, aber niemand sah mich, niemand hörte meine stummen Hilferufe.

Wie es bei Träumen oft passiert, wachte ich auf, ohne das

Ende zu erleben. Als ich mir nach der Sitzung überlegte, was da mit mir geschehen war, erinnerte ich mich als erstes daran, daß ich mit drei Monaten einen Keuchhusten hatte. Man hatte mir erzählt, ich hätte dabei an einem bestimmten Punkt in Lebensgefahr geschwebt. Der graue Mann, der dabei war, mich aus meinem Bett fortzutragen, war ein Symbol des Todes. Die Menschen, die bewegungslos um mein Bett herumstanden, waren meine hilflosen Eltern. Die äußeren Umstände, die während der Sitzung im Raum herrschten, hatten wahrscheinlich zu dieser Assoziation mit einer Zeit der Krankheit geführt. Die Bilder, die dadurch heraufbeschworen wurden, waren irgendwo zwischen Erinnerungen und Träumen angesiedelt.

Der Energiekreislauf

Beim bewußten Atmen wird »nicht nur Luft, sondern auch Energie geatmet« – so definiert es Leonard Orr. Erfolgreich ist eine Rebirthing-Sitzung, wenn es gelingt, ein Phänomen hervorzubringen, das als »Energiekreislauf« bezeichnet wird. Dieser Energiekreislauf beginnt zu wirken, wenn man ein intensives, entspanntes und verbundenes Atemprofil erreicht hat. Das Muster sollte sich ohne jede Anstrengung von selbst ergeben, obwohl die Atmung dabei wesentlich kraftvoller und intensiver ist als normalerweise. Im besten Fall werden alle Teile des Atemapparats eingesetzt, und der ganze Körper wird energetisch aufgeladen. Wenn die körperliche Entspannung in Verbindung mit der intensiveren Atmung dazu geführt hat, daß sich der Körper genügend öffnet, wird der ganze Organismus direkt durch die Atmung beeinflußt. Atmung und Entspannung erreichen und durchdringen jeden Teil des Körpers. Der Körper beginnt, »nicht nur Luft, sondern auch Energie zu atmen«. Nun kann er die aufgestaute Energie freisetzen, während er gleichzeitig durch neue Energien belebt wird, die ihm durch die intensivierte Atmung zur Verfügung stehen. Dieses Stadium wird in der Yoga-Tradition als »innere Atmung« bezeichnet (siehe Seite 233). Wenn man so weit gekommen ist, strömt frische Energie durch den Körper und spült die alte, aufgestaute Energie heraus. Diese alte Energie war in Gestalt von organischen Chemikalien oder Hormonen im Organismus gespeichert. Wenn sie freigesetzt wird, tauchen alte Erinnerungen auf. Dieser Energiekreislauf ist das heilende Element beim Rebirthing.

Eine wichtige Voraussetzung ist die totale Entspannung, besonders während der Ausatmung. Man erreicht sie unter anderem durch eine beschleunigte Atmung, bei der es keine Pause zwischen Einatmen und Ausatmen gibt. Normalerweise kontrollieren wir unsere Atmung vor allem dadurch, daß wir Pausen zwischen Einatmen und Ausatmen machen, daß wir die Luft bei der Ausatmung herauspressen oder nur ganz langsam und vorsichtig ausatmen.

Um einen wirkungsvollen, entspannten Rhythmus zu finden, sollte man die Atmung zu Beginn einer Rebirthing-Sitzung bewußt verstärken und beschleunigen. Jeder Atemzug sollte ungefähr die normale Länge haben, aber ein erhöhtes Volumen. Die Lungen sind dann besser gefüllt als bei normaler Atmung. Dieser entspannte Rhythmus signalisiert dem Abwehrsystem des Körpers, daß die »Gefahr vorüber«

ist (siehe Kapitel 8). Meist dauert es nur eine kurze Zeit (zwischen einer und dreißig Minuten), bis der Organismus sich sicher genug fühlt, um nicht mehr »auf der Hut« zu sein, und seine inneren Tore öffnet. Das Atemmuster entwickelt sich dann mehr oder weniger spontan.

Während der Sitzung sollte entweder vollständig durch die Nase geatmet werden (Einatmung und Ausatmung) oder vollständig durch den Mund. Dabei ist es keineswegs gleichgültig, wofür man sich entscheidet. Die Nasenatmung führt in den meisten Fällen zu mehr intellektuell oder spirituell orientierten Interpretationen dessen, was man in der Sitzung erlebt, während die Atmung durch den Mund tendenziell rein körperliche Erfahrungen begünstigt. Es wird oft behauptet, daß die Nasenatmung eine bessere Heilwirkung hat als die Atmung durch den Mund. Anscheinend ist es für die Psyche einfacher, Erlebnisse zu integrieren und zu akzeptieren, die mit einer intellektuellen oder intuitiven Einsicht verbunden sind, als Erfahrungen, die sich ausschließlich auf der körperlichen Ebene abspielen. Es ist üblich und manchmal ratsam, von der Mund- zur Nasenatmung zu wechseln, oder umgekehrt, je nachdem, welche körperlichen Reaktionen während der Sitzung auftreten.

Zu Beginn der Sitzung wird den Leuten häufig empfohlen, nur in den oberen Teil des Brustkorbs zu atmen. Das ist für viele Menschen der Teil, wo Blockaden der Atmung anfangen. Im Alltag ist der obere Brustkorb der am wenigsten benutzte Teil des Atemapparats, und es ist wichtig, ihn zu aktivieren, wenn man Energieblockaden überwinden will. Sobald die Einatmung beendet ist, sollte man die Luft wieder ausströmen lassen. Diese Kontinuität erreicht man, indem man die Muskeln des Zwerchfells vollständig entspannt. Wenn sich der Brustkorb senkt, verringert sich das Lungenvolumen, und durch diese Bewegung wird die Luft herausgedrückt. In bestimmten Fällen kann man den Ablauf direkt beeinflussen, indem man sich bei der Atmung für eine der beiden folgenden Möglichkeiten entscheidet. (Bewußt steuern sollte man die Übung jedoch nur beim Einatmen – die Ausatmung sollte immer völlig entspannt und unbeeinflußt ablaufen.) Eine Möglichkeit besteht darin, daß man sich für sehr kurze und intensive Atemzüge entscheidet, im zweiten Fall sind die Atemzüge lang und tief. Die Methode der kurzen, intensiven Atemzüge führt zu einer Erschöpfung der Muskeln in den Atmungsorganen, und dadurch wird es schwierig, die Kontrolle über die Atmung zu behalten. Diese Methode kann benutzt werden, wenn es darum geht, eine emotionale Blockade zu durchbrechen. Die Methode der langen, tiefen Atemzüge ist hilfreich, wenn man bei starken emotionalen Reaktionen am liebsten weinen oder schreien würde. Soweit es das körperliche Abwehrsystem erlaubt, kann man die emotionalen Reaktionen steuern, indem man tief und kräftig durchatmet. Bei bestimmten Gelegenheiten kann es jedoch auch sinnvoll sein, wenn man sich den Gefühlen überläßt, ohne zu versuchen, den Atemrhythmus beizubehalten. In diesem Fall werden alle Gefühle, die während der Sitzung auftauchen, frei zum Ausdruck gebracht. Wenn der Höhepunkt des emotionalen Ausbruchs vorüber ist, sollte man zur rhythmischen Atmung zurückkehren, um den Energiekreislauf zu vollenden. Es ist wichtig, daß der Energiekreislauf in jeder Sitzung vollständig abgeschlossen wird. In Situationen, wo das aus irgendwelchen Gründen nicht möglich ist, ist es ratsam, daß die nächste Sitzung möglichst bald danach stattfindet. Wenn eine Sitzung vorzeitig abgebrochen wird, können die in ihrem Verlauf aufgetauchten Erinnerungen die Psyche beeinflussen und später negative Auswirkungen haben.

Zusätzlich zu den verschiedenen Mustern der Atmung kann der Atem auch in unterschiedliche Körperteile gelenkt werden: Wenn es darum geht, den Oberkörper zu aktivieren, sollte man die Atmung hauptsächlich auf den oberen Teil des Brustkorbs konzentrieren. Wenn es in der Sitzung eher um den Unterkörper geht, sollte vorwiegend in den unteren Teil des Brustkorbs und teilweise auch in den Bauch geatmet werden. Indem man seine Aufmerksamkeit auf einen bestimmten Teil des Körpers richtet und in diesen Bereich hinein atmet, können Erinnerungen aktiviert werden, die mit diesem speziellen Körperteil zusammenhängen. Häufig fühlt man gerade vor einer Sitzung in einem bestimmten Körperteil oder im Zusammenhang mit bestimmten Körperfunktionen Schmerzen, Irritationen, Verspannungen oder andere Störungen. Solche Signale zeigen oft deutlich an, daß es an der Zeit ist, Erinnerungen durchzuarbeiten, die speziell mit diesen Bereichen zu tun haben.

Eine Rebirthing-Sitzung dauert normalerweise eine bis drei Stunden, abhängig von der Länge des Energiekreislaufs. Wenn man die rhythmische Atmung erreicht hat, wird der Körper darauf reagieren, indem die Atmung mehr automatisch und intensiver erfolgt. Diese Entwicklung erreicht einen Höhepunkt und geht dann allmählich wieder zurück, um schließlich in einen normalen, ruhigen Atemrhythmus zu münden. Der Ablauf vollzieht sich ganz spontan ohne irgendeine bewußte Kontrolle: »Es war so, als hätte irgend jemand das Atmen für mich übernommen«, lautet die übliche Beschreibung.

Manchmal setzt die Atmung am Ende des Energiekreislaufs für einige Minuten vollständig aus. Das passiert ganz unbewußt, und die Atmung setzt danach automatisch wieder ein. Das zu erleben, ist in keiner Weise unangenehm. Während der Sitzung merken die meisten Leute gar nicht, wie sich ihr Atemmuster ändert, und sehr oft werden Erlebnisse beschrieben, die einen religiösen oder transpersonalen Charakter haben. Ob jemand sich der Methoden des Rebirthing intellektuell bewußt ist oder nicht, hat keinen Einfluß auf die Ereignisse während der Sitzung. Was das Atemmuster beeinflußt und verändert, sind einfach die Reaktionen auf die freiwerdenden Erinnerungen.

Der Körper reagiert nicht nur mit einer automatischen Atmung während des Energiekreislaufs, sondern auch mit verschiedenen Empfindungen wie Blubbern oder Prickeln und Kribbeln, als ob überall Nadeln wären. Solche Empfindungen sind meist recht angenehm. Sie können in einem bestimmten Körperteil beginnen und sich dann immer weiter ausbreiten. Manchmal hört man anschließend noch Geräusche oder sieht irgendwelche Lichter oder man fühlt sich einfach nur rundum wohl. Sehr oft empfindet man Ruhe und totale Harmonie.

Wenn der Energiekreislauf vollständig abgeschlossen ist, fließt viel Energie frei im Körper. Man spürt sie vibrieren, prickeln und kribbeln. Verspannungen lösen sich, weil die innere Anspannung hauptsächlich dazu dient, blockierte Energien unter Kontrolle zu halten. Wenn die Verspannungen gelöst sind, behindern sie nicht länger den Energiefluß im Körper. Das Ergebnis ist ein »Energie-Zuwachs«, den die meisten Leute nach der Sitzung empfinden – sie fühlen sich neu belebt und energiegeladen.

> »Die frei fließende Energie gibt dir einen neuen Körper. Du fühlst dich auf wunderbare Weise mit deinem Körper sinnlich verbunden, aufgeladen mit physischer Energie, und ein Gefühl von Sicherheit und heiterer Gelassenheit durchströmt dich.«
>
> *Orr/Ray (1977)*

Eine persönliche Erfahrung
Während meiner ersten Rebirthing-Sitzung mit Leonard Orr war ich sehr nervös, einfach weil ich Angst hatte, etwas nicht richtig zu machen. Als er nun begann, mich mit großer Sicherheit anzuleiten und mir genau zu sagen, wie lange und wie intensiv jeder Atemzug sein sollte, bemühte ich mich, alles genau so zu machen, wie er es sagte. Das führte dazu, daß wir bald zu einer Einheit verschmolzen: Leonard konnte meinen Atem nach Belieben steuern. Nach kurzer Zeit begann mein Körper zu prickeln. Das war keine neue Erfahrung, aber ich bekam allmählich das Gefühl, daß ich die Kontrolle über das, was geschah, verlor.
Mein Körper krümmte sich zusammen, als ob ich Krämpfe hätte, aber ich fühlte keinen Schmerz. Mein ganzer Körper prickelte intensiver als je zuvor. Sogar meine Wangenknochen prickelten, und meine Haarwurzeln schienen sich aufzustellen. Mein Atmen geschah fast ganz automatisch, und ich brauchte nur noch gelegentlich Anleitung. Ich verlor je-

des Gefühl für Raum und Zeit. Allein das Prickeln in meinem Körper war mir noch bewußt, und ich hatte eine vage Vorstellung, daß jemand das Geschehen beobachtete.

Nach der Sitzung war mir ganz schwindlig, und ich mußte mich an den Wänden stützen, als ich den Raum verließ. Es dauerte mehrere Stunden, bis ich wieder das Gefühl hatte, mit beiden Beinen auf der Erde zu stehen. Aber in den Tagen gleich nach der Sitzung fühlte ich mich wunderbar leicht und sehr klar und mit positiver Energie geladen.

Unterschiedliche Arten der Atmung

In einer normalen Rebirthing-Sitzung kann man vier verschiedene Arten der Atmung unterscheiden. Sie können alle während einer einzigen Sitzung auftauchen, oder sie können bei verschiedenen Sitzungen variieren, je nach den vorherrschenden Umständen.

Tiefes und langsames Atmen

Diese Art der Atmung wird oft zu Beginn einer Sitzung empfohlen, bevor man zur bewußten verbundenen und rhythmischen Atmung übergeht. Diese Atmungsart erleichtert den Übergang zu einem entspannten und meditativen Bewußtseinszustand. Man benutzt ihn auch am Ende der Sitzung, wenn das Stadium erreicht ist, in dem man die mit den Erinnerungen verbundenen emotionalen Reaktionen allmählich integrieren kann.

Kurzes und schnelles Atmen

Man kann diese Art der Atmung in der nächsten Phase der Sitzung anwenden, wenn man sich genügend entspannt und die Aufmerksamkeit nach innen gerichtet hat. Sie ist eine Vorstufe zur verbundenen Atmung. Anfangs muß man sich zu diesem Muster bewußt zwingen, um den Körper an die intensivere und entspannte Atmung zu gewöhnen. Aber nach einer Weile, wenn der Organismus beginnt, auf diese Art der Atmung zu reagieren, läuft alles wie von selbst. Der Körper reguliert die Atmung dann sehr wirkungsvoll und ohne jede Mühe. Die kurze, schnelle Atmung sollte man auch praktizieren, wenn in den intensivsten Phasen der Sitzung starke emotionale und physische Reaktionen auftreten.

Schnelles und tiefes Atmen

Diese Art zu atmen wird vor allem in Situationen angewendet, in denen die Abwehrmechanismen des Körpers versuchen, bestimmte Erinnerungen zu blockieren. Das kann zu Empfindungslosigkeit und/oder zu einem schlafähnlichen Zustand führen. Um diese Phase zu überwinden, kann es gelegentlich sogar erforderlich sein, daß man im Sitzen, Stehen oder Gehen weiteratmet. Vor allem Erinnerungen aus der frühesten Kindheit sind geeignet, solche Rektionen hervorzurufen, denn Schlaf ist für ein Kind die einzige Möglichkeit, überwältigenden Schmerz aus dem Bewußtsein zu verbannen.

Völlig entspanntes und verbundenes Atmen

Während des größten Teils einer Rebirthing-Sitzung sollte sich die Atmung automatisch und mühelos vollziehen. Jeder Atemzug sollte tief und alle Teile des Atemapparats sollten aktiv sein. Der Atemzyklus sollte kontinuierlich sein. Zwischen Einatmen und Ausatmen sollte es keine Pause geben, und der Prozeß des Atmens sollte völlig entspannt ablaufen. Diese Art der Atmung sollte praktiziert werden, wenn sich der Körper an den veränderten Atemrhythmus angepaßt hat, der zu Beginn der Sitzung bewußt eingeleitet wurde. Sie beginnt, wenn genug blockierte Energie freigesetzt wurde, so daß der Organismus seine volle Kapazität uneingeschränkt nutzen kann. Man erlebt dabei oft ein prickelndes Gefühl im ganzen Körper, wenn die freigesetzte Energie zu fließen beginnt. Während der ersten Rebirthing-Sitzungen kann es schwierig sein, diesen Atemrhythmus zu erreichen, weil die Anspannung, die erst einmal überwunden werden muß, noch zu stark ist. Mit zunehmender Erfahrung wird es jedoch möglich, diese Art der Atmung während des größten Teils der Sitzung beizubehalten.

3 Bewußtes Atmen im Alten China

Rebirthing ist in unserer Zeit durch Versuche entstanden, und zwar als eine Methode zur psychologischen und spirituellen Entwicklung. Wie schon erwähnt, haben Atemübungen in der westlichen Kultur weder eine wirkliche Tradition, noch gibt es irgendwelche Erklärungen für das, was sie bewirken. Nachdem wir die Rebirthing-Technik in allen Einzelheiten dargestellt haben, müssen wir uns nun weiter nach solchen Erklärungen umsehen. Vergleiche mit ähnlichen Techniken, die aus anderen Teilen der Welt und besonders aus dem Osten stammen, erweisen sich dabei als äußerst fruchtbar. Über Tausende von Jahren sind dort zahlreiche ausgeklügelte Atemübungen entwickelt und weitervermittelt worden, die sich für medizinische und psychologische Anwendungen oder als Mittel zur Bewußtseinserweiterung im religiösen Bereich eignen.

Beginnen wir mit der großen kulturellen Tradition des bewußten Atmens im Alten China. Wie wir noch sehen werden, gibt es viele Ähnlichkeiten zwischen den verschiedenen Mustern der Atmung in den chinesischen Übungen und denen, die wir im Rebirthing kennen. Besonders eine Qi-Gong-Übung, die man »Atmung der Liebe« nennt, scheint genau dem Atemmuster zu gleichen, das in erfolgreichen Rebirthing-Sitzungen vorherrscht.

Die wichtigsten Atemübungen in der chinesischen Tradition werden als Qi-Gong bezeichnet. Qi oder Chi ist der chinesische Ausdruck für Lebensenergie. Gong bedeutet Übung. Traditionell gilt die Praxis des Qi-Gong als die Methode, um Krankheit zu überwinden und das Leben zu verlängern. Für die Chinesen gibt es keinen Widerspruch zwischen der traditionellen Medizin, die sie von ihren Vorfahren übernommen haben, und der modernen wissenschaftlichen Forschung, die ohne fortgeschrittene Technik nicht denkbar ist. Diese Haltung kennzeichnet auch verschiedene wissenschaftliche Studien über unterschiedliche Qi-Gong-Praktiken, die in den letzten Jahrzehnten durchgeführt wurden. Sie haben unter anderem ergeben, daß alle Strahlungen, die der Körper abgibt, wie beispielsweise Infrarotstrahlen, statische Elektrizität und verschiedene Teilchen-Strahlungen, meßbar durch die Atemübungen des Qi-Gong beeinflußt werden (Zang 1985).

Im Laufe der Jahrhunderte haben die Chinesen gelernt, auch noch die subtilsten Nuancen verschiedener Atemtypen zu unterscheiden. Als Konsequenz daraus verfügen sie über eine große Anzahl sehr hochentwickelter Atemtechniken, die für ganz unterschiedliche Zwecke eingesetzt werden. (Mit dem typisch chinesischen Sinn für eine lyrische Ausdrucksweise wird jede Technik nach der beabsichtigten Wirkung benannt.) Die Chinesen unterscheiden dabei drei Kategorien: körperliche, seelische und spirituelle Wirkungen. Entscheidend für die verschiedenen Wirkungen sind Unterschiede im Atemtempo, in der Atemtiefe und in der Länge der Atemzüge.

Langsame Atmung

Auf der körperlichen Ebene verlangsamt sie den Stoffwechsel, den Herzschlag und die Blutzirkulation. Psychologisch führt sie zu einer ruhigeren, friedlicheren Stimmung, klärt die Gedanken und verhilft zu mehr Objektivität. Gleichzeitig steigert sie die Empfindsamkeit gegenüber anderen. Auf der spirituellen Ebene führt sie zu einer erweiterten Wahrnehmung, tieferen Einsichten und einem besseren Kontakt mit dem universellen Bewußtsein. Hier sind verschiedene Beispiele für langsame Atemtechniken:

Die Atmung der Selbstlosigkeit

Sie ist so still und langsam, daß sich ein Stück Reispapier vor dem Gesicht nicht bewegt. Sie soll alle körperlichen Aktivitäten beruhigen und auf die Meditation vorbereiten. Außerdem wird sie benutzt, um egozentrische Verzerrungen in der eigenen Wahrnehmung der Welt zu erkennen.

Die Atmung der Harmonie

Dieses Muster ist geringfügig stärker als das vorherige. Es vermittelt einen friedvollen und harmonischen Kontakt mit der Umwelt und fördert deren Wahrnehmung.

Die Atmung des Selbstwertgefühls

Sie ist ein wenig schneller als die vorherigen. Sie soll die Harmonie zwischen den verschiedenen Körperfunktionen fördern und das Selbstwertgefühl stärken.

Die Atmung der Aktivität

Hier ist jeder Atemzug lang, tief und kräftig. Der Mund steht beim Atmen leicht offen. Das Ziel besteht darin, alle körperlichen, seelischen und spirituellen Kräfte zu aktivieren, so daß man auf die Umwelt reagieren kann, ohne die objektive Wahrnehmung zu verlieren. Diese Atmung wird auch eingesetzt, um physische oder psychische Blockaden zu lösen, und führt zu einer allgemeinen Entspannung.

Schnelle Atmung

Auf der körperlichen Ebene soll die schnelle Atmung Stoffwechsel, Herzschlag und Kreislauf beschleunigen. Psychologisch führt sie zu Stimmungsschwankungen und macht anfällig für Störungen von außen. Spirituell fördert sie subjektive und egozentrische Werte und Wahrnehmungen, wobei die ganzheitliche Sicht verlorengeht.

Flache Atmung

Hier läßt die Aktivität des Stoffwechsels nach; die verschiedenen Körperfunktionen sind nicht mehr richtig aufeinander abgestimmt. Auf der psychologischen Ebene verstärkt flaches Atmen die Tendenz zu Besorgtheit, Stimmungsschwankungen und Unzufriedenheit, was oft zu Furcht führt. Spirituell wird die Wahrnehmung oberflächlich und zerstreut.

Tiefe Atmung

Sie aktiviert den Stoffwechsel und sorgt hier für mehr Effizienz und Harmonie. Psychologisch bewirkt sie Gefühle tiefer Befriedigung, emotionale Stabilität und ein starkes Selbstwertgefühl. Spirituell spürt man einen Zuwachs an Rücksichtnahme, Vertrauen, Offenheit und eine liebevollere Haltung. Ein Beispiel für die tiefe Atmung ist:

Die Atmung der Spiritualität
Dieses Muster ist lang, tief und kräftig. Man atmet durch den Mund und bildet dabei die Worte *hi* (Geist, Feuer, Sonne) und *fu* (Wind, Ausdehnung). Das aktiviert den körperlichen und seelischen Stoffwechsel und dies bringt den betreffenden Menschen in Kontakt mit seiner Spiritualität.

Lange Atemzüge

Auf der körperlichen Ebene bewirken sie eine bessere Koordination der verschiedenen Stoffwechselfunktionen. Organe und Drüsen arbeiten tendenziell langsamer. Psychologisch vermitteln lange Atemzüge ein Gefühl des Friedens und der Befriedigung, mehr Ausdauer und eine ruhigere Stimmung. Spirituell führen sie zu tieferen Einsichten, mehr Objektivität und einem besseren Verstehen. Hier sind einige Beispiele für lange Atemzüge:

Die Atmung der Intelligenz
Man atmet im Hals und in der Gegend der Zungenwurzel mit der Absicht, Konzentration auf körperlicher und seelischer Ebene zu entwickeln. Diese Form der Atmung vermit-

telt eine klare Wahrnehmung und tiefe Einsichten in die Probleme der Gegenwart.

Die Atmung des Tan-Den

Sie ist tief und langsam mit natürlichen Bewegungen des Zwerchfells, das die Chinesen als Mittelpunkt des Körpers und als Energiespeicher betrachten. Diese Form der Atmung soll den Körper mit physischer Energie und psychologischer Stabilität versorgen. Sie gibt einem das Gefühl, fest auf der Erde verankert zu sein, und erleichtert es, den Einflüssen der Umwelt zu widerstehen.

Die Atmung der Liebe

Sie wird im oberen Teil des Brustkorbs ausgeführt, indem man langsam ein- und ausatmet. Die Einatmung ist ungefähr so lang wie die Ausatmung, und es sollte dazwischen keine Pausen geben, so daß sich die Atmung in einem natürlichen, sanften Kreislauf vollzieht. Dieses Muster zielt darauf ab, den Herzschlag zu harmonisieren und den Kreislauf des Bluts und anderer Körperflüssigkeiten zu besänftigen. Psychologisch fördert es ein Gefühl der Harmonie und der Liebe zur ganzen Schöpfung, ebenso wie größere Empfindsamkeit, Sympathie und Verständnis für andere. (Wie schon erwähnt, ähnelt dieses Muster am meisten dem vorherrschenden Atemmuster beim Rebirthing.)

Kurze Atemzüge

Auf der körperlichen Ebene wird der Stoffwechsel schneller und unregelmäßiger. Psychologisch führt diese Atmung zu einem schnelleren Wechsel von Gedanken und Gefühlen mit der Tendenz zu größerer Ungeduld und Reizbarkeit. Spirituell wird das Verhältnis zur Umwelt disharmonischer, wobei Widersprüche und subjektive Meinungen vorherrschen.

4 Kundalini

Es gibt bis heute keine wissenschaftlichen Erklärungen für die Reaktionen, zu denen es während einer Rebirthing-Sitzung kommt, und es gibt auch keine Antwort auf die Frage, wodurch die Länge des Energiekreislaufs bestimmt wird. Die Phänomene des Rebirthing lassen sich noch am ehesten mit den Reaktionen vergleichen, die im Zusammenhang mit verschiedenen östlichen Atemtechniken beschrieben werden. Dabei haben wir uns zunächst mit einigen chinesischen Qi-Gong-Übungen beschäftigt. Ein anderes vergleichbares Gebiet ist Yoga.

Ein wichtiges Ziel von Yoga-Übungen besteht darin, die innere Lebensenergie des Körpers zu wecken: die Kundalini. Um das Bewußtsein zu erweitern und eine höhere Bewußtseinsstufe zu erreichen, muß die körpereigene Lebensenergie geweckt und aktiviert werden. Entsprechend der indischen Tradition ist ein Mensch erst dann reif, veränderte Bewußtseinszustände zu erleben, wenn die Kundalini erwacht ist und die Energie frei im Körper fließen kann. Der Yoga-Schüler muß seinen Körper und seine Seele angemessen auf ein erweitertes Bewußtsein vorbereiten. Die Übungen des Hatha-Yoga (Körperübungen) und des Pranayama (Atemübungen) sind speziell zu diesem Zweck entwickelt worden (siehe auch Seite 229–236).

Das Wort Kundalini stammt aus dem Yoga, aber die meisten Atemtechniken folgen ähnlichen Konzepten. Das Erwachen der Lebensenergie ist ein wichtiger Faktor bei verschiedenen körperlichen und seelischen Reinigungsprozessen. Wenn Körper und Geist von Blockaden und »Unreinheiten« befreit sind, gelangt der Mensch auf eine neue Entwicklungsstufe, wo die Körperflüssigkeiten frei fließen und mehr Lebensenergie aufgenommen werden kann. Das führt zum Erwachen der Kundalini im Körper, die bei den meisten Erwachsenen im Schlaf liegt. Wenn die Kundalini befreit ist, kann sich der Geist ausdehnen, was häufig dazu führt, daß »übernatürliche« Fähigkeiten entwickelt werden. Das kann körperliche Veränderungen einschließen, zum Beispiel ein geringeres Bedürfnis nach Schlaf und Nahrung, größere körperliche Ausdauer und die Fähigkeit zur Selbstheilung. Die meisten Beschreibungen vom Erwachen der Kundalini ähneln sich sehr, unabhängig von der zuvor praktizierten Reinigungsmethode. Der Prozeß kann wenige Monate oder auch mehrere Jahre dauern. Eine seiner Auswirkungen besteht darin, daß man außergewöhnliche Bewußtseinszustände erlebt. Diese Erfahrungen führen weit über das Alltagsbewußtsein hinaus, obwohl es nur selten dazu kommt, daß die Betroffenen den Kontakt mit der Realität verlieren oder so stark desorientiert sind, daß man sie als psychotisch bezeichnen muß.

Berichte über das Erwachen der Kundalini zeigen viele Ähnlichkeiten mit den Reaktionen, die während einer Rebirthing-Sitzung zu beobachten sind. Verschiedene wissenschaftliche Studien über die körperlichen Reaktionen bei Yoga-Übungen sind inzwischen veröffentlicht worden. Wir wollen hier jedoch im Hinblick auf die körperlichen Veränderungen nicht ins Detail gehen. (Interessierte können das zum Beispiel bei Funderburk, 1977, nachlesen.) Wir wollen uns statt dessen auf die Beschreibung der verschiedenen körperlichen und seelischen Phänomene konzentrieren, die vom Erwachen der Kundalini bei unterschiedlichen Yoga-Praktiken berichtet werden. Viele der Symptome und körperlichen Reaktionen im Zusammenhang mit dem Erwachen der Kundalini sind von Sanella (1977) beschrieben worden. Alle der im folgenden dargestellten körperlichen Empfindungen und Erlebnisse sind auch in Rebirthing-Sitzungen beobachtet worden und können von der ersten Sitzung an vorkommen. Eine Bewußtseinserweiterung (Visionen, Geräusche, außerkörperliche Erfahrungen) stellt sich normalerweise erst nach etwa zehn Sitzungen ein, oft sogar erst viel später. Eine Voraussetzung dafür ist, daß man wesentliche Teile der eigenen Lebenserinnerungen erfolgreich verarbeitet hat. Dazu gehört normalerweise mindestens ein Erlebnis, das mit Erinnerungen an die eigene Geburt zu tun hat. Die Beispiele, die ich im folgenden aufführe, reichen von körperlichen Erfahrungen bis zu übernatürlichen Phänomenen, aber sie müssen nicht unbedingt in dieser Reihenfolge auftreten.

Spontane Körperbewegungen
Oft beginnt sich der Körper spontan zu bewegen. Diese Bewegungen sind individuell sehr unterschiedlich. Manchmal sind sie nur ganz leicht, manche Leute rollen sich zusammen, andere zucken, bekommen Krämpfe oder zittern. Die physiologische Erklärung besteht darin, daß die Atemübung Auswirkungen auf das Kleinhirn hat, den Teil des Gehirns, der die Muskelbewegungen koordiniert.

Atmen

Das sogenannte spontane Rebirthing mit schneller flacher Atmung, tiefen kräftigen Atemzügen oder einem anderen spontanen Atemrhythmus kommt häufig vor. Der Einsatz verschiedener Atemübungen kann zu einem natürlichen Atemkreislauf führen, der normalerweise abgeschlossen wird, bevor man zur normalen Atmung zurückkehrt. Die spontane Atmung wird vom Hypothalamus gesteuert, der den Sauerstoffgehalt des Bluts ständig überwacht und ihn über die Atmung reguliert.

Krämpfe

Verschiedene Arten von Krämpfen treten häufig auf und können alle Teile des Körpers betreffen. Sie können unterschiedlich lange dauern und haben Auswirkungen auf die Beweglichkeit. Krampfanfälle sind meist eine Folge von Angst oder Hysterie.

Körperempfindungen

Oft hat man das Gefühl, als würde die Haut jucken oder der ganze Körper vibrieren. Das wird meist als Blubbern im Körper beschrieben oder als Stechen und Blubbern. Manchmal gibt es auch Empfindungen sexueller Art, die dem Gefühl vor dem Orgasmus gleichen. Physiologisch läßt sich das hauptsächlich durch die Stimulation des sensorischen Teils der Hirnrinde erklären. Das vibrierende Gefühl beginnt oft in den Füßen und steigt dann langsam nach oben (auf dieselbe Art soll sich die Kundalini durch den Körper bewegen). Oft berichten die Leute, daß die Vibrationen in der linken großen Zehe beginnen. Diese Zehe hat eine direkte Verbindung zur Hirnrinde. (Die großen Zehen spielen eine besondere Rolle bei Yoga-Übungen. In der Hindu-Mythologie heißt es, daß der heilige Fluß Ganges aus der großen Zehe des Schöpfers entsprang.)

Temperaturveränderungen

Die Körpertemperatur kann schlagartig von sehr heiß zu sehr kalt wechseln. Manchmal ist das nur ein subjektives Gefühl, aber es kann auch objektiv meßbare Veränderungen der Körpertemperatur geben. Das läßt sich möglicherweise dadurch erklären, daß Reibungswärme entsteht, wenn die Kundalini-Kräfte eine Blockade im Körper auflösen, und das führt an der betreffenden Stelle zu einem Temperaturanstieg. Das hat Auswirkungen auf den Hypothalamus, der seinerseits rasche Änderungen der Temperatur im ganzen Körper hervorruft.

Schmerzen

Ohne erkennbaren Grund können plötzlich Schmerzen im Kopf, in den Augen, in der Wirbelsäule oder anderen Körperteilen auftreten. Diese Empfindung dauert meist nur kurze Zeit. Sie wird traditionell damit erklärt, daß die Kundalini-Kräfte sich enorm konzentrieren, wenn sie sich durch einen blockierten Teil des Körpers bewegen. Wenn man sich gegen diesen Prozeß sträubt, weil man unbewußt die Kontrolle über den Körper behalten will, passiert es leicht, daß man solche Phänomene als schmerzhaft erlebt.

Licht- und Geräuschwahrnehmungen

Es gibt viele Beschreibungen von sehr unterschiedlichen Licht- und Geräuschempfindungen: frei fließende Farben, die den Körper leuchten lassen oder aus verschiedenen Körperteilen strömen; Stimmen, Musik, Pfeifen, lautes Gebrüll oder Zischen. Diese Phänomene könnten durch Wellenbewegungen in den Ventrikeln (Hirnkammern) verursacht werden. Sie haben Einfluß auf den Teil des Gehirns, der Hören und Sehen kontrolliert.

Emotionen

Die meisten emotionalen Empfindungen sind sehr intensiv; sie reichen von Angst, Furcht, Haß, Depression und Verwirrung bis zu einem Gefühl absoluter Glückseligkeit. Die negativen Gefühle tauchen meist zu Beginn einer Rebirthing-Sitzung auf. In einem späteren Stadium machen sie normalerweise Gefühlen von Frieden, Harmonie und Liebe Platz, die am Ende einer erfolgreichen Sitzung vorherrschen. Diese intensiven Emotionen werden wahrscheinlich durch den Einfluß auf den Thalamus hervorgerufen. Durch dieses Gebiet fließen Informationen zu verschiedenen Zentren der Hirnrinde. Es hat eine enge Verbindung zum limbischen System, das seinerseits erheblichen Einfluß auf unser Gefühlsleben hat.

Gedanken

Viele Menschen berichten, daß sich ihre Art zu denken ändert. Die Gedanken kommen schneller oder langsamer und manchmal gar nicht mehr. Es können auch ganz irrationale, fremdartige oder wirre Gedanken auftauchen. Dieses Stadium hat manchmal Ähnlichkeit mit Geisteskrankheiten, impulsiven Aktionen, Verwirrungs- oder Trancezuständen.

Abstand

Eine andere häufige Erfahrung besteht darin, daß man sich von den aktuellen Ereignissen getrennt fühlt. »Was da passiert, hat nichts mit mir zu tun.« Man steht sozusagen außerhalb und beobachtet die Ereignisse, Gedanken und Gefühle. Im Yoga nennt man das Zeugenbewußtsein. In manchen Fällen, besonders wenn es sich um Menschen handelt, die psychisch unausgeglichen sind, kann dieser Zustand an Schizophrenie erinnern. Unter entsprechender Anleitung verschwinden solche Erscheinungen jedoch schnell und vollständig.

Außerkörperliche Erfahrungen

Der eigene Körper erscheint einem weit entfernt. Man hat das Gefühl, außerhalb des eigenen Körpers zu sein, und kann sich, während der Körper an Ort und Stelle bleibt, frei bewegen, wohin man will. Zwischen diesem Zustand und einem normalen Traum kann man genau unterscheiden. Der Betreffende kann tatsächlich seinen eigenen Körper von außen sehen und kann die Orte beschreiben, ohne daß er physisch dort war. Darin liegt der Unterschied zum Traum oder zur Visualisierung.

Übernatürliche Erlebnisse

In den letzten Stadien des Kundalini-Prozesses entwickeln die Menschen oft übernatürliche Fähigkeiten. Am häufigsten handelt es sich dabei um Hellsichtigkeit, Hellhörigkeit und die Fähigkeit, die Aura (das Energiefeld des Körpers) zu sehen. Aber es können sich auch andere, noch bemerkenswertere Fähigkeiten entwickeln.

Der Ursprung der Kundalini

Das Konzept der Lebensenergie, die sich im Körper befindet, ist in der westlichen Physiologie völlig unbekannt. Es gehört jedoch zu den zentralen Vorstellungen der östlichen Weisheitslehren, die eine eingehende Erklärung sowohl für den Ursprung der Lebensenergie als auch für ihre physiologische Bedeutung anbieten. Um die wichtige Rolle der Lebensenergie ganz zu verstehen, muß man sich diese Erklärung genauer ansehen.

Es heißt, daß die Kundalini, die latent im Körper vorhanden ist, an der Basis der Wirbelsäule schläft. Die Kundalini-Energie ist eng mit dem Instinkt zur Fortpflanzung verbunden – dem Trieb, die Unsterblichkeit der eigenen Art zu sichern. Das Symbol der Kundalini ist eine Schlange, die sich dreieinhalbmal um einen Lingam (das heilige Phallus-Symbol, das den höchsten indischen Gott, Shiva, repräsentiert) windet. Die Schlange ist umgeben von einem Dreieck, dessen Spitze nach unten zeigt (dem Symbol für das weibliche Geschlechtsteil, Yoni genannt. Es repräsentiert die indische Göttin Shakti, deren Name Energie bedeutet). In der hinduistischen Tradition symbolisiert der Gott Shiva das männliche kosmische Prinzip und Shakti die ursprüngliche Natur und das weibliche Prinzip. Die Kundalini ist die Vereinigung von Shiva und Shakti, die den Ursprung allen Lebens bildet.

Die Kundalini wird oft als etwas Gefährliches, Großes und Mächtiges beschrieben, das für den Unerfahrenen negative Konsequenzen haben kann; etwas, das der Mensch nicht völlig unter Kontrolle hat. Die Tatsache, daß dem Körper solche starken Kräfte innewohnen, über die wir nur wenig wissen, ist der Ausgangspunkt für die im Osten entwickelten Reinigungsprozesse. Die Menschen dort behandeln solche Kräfte mit Respekt. Deshalb wird die Reinigung sehr langsam vollzogen und schließt eine umfassende Vorbereitung auf jedes neue Stadium ein. Da uns im Westen solche Erfahrungen völlig fehlen und wir immer schnelle Ergebnisse sehen wollen, halten wir unsere Zeit manchmal für zu kostbar, um sie mit geduldigen Vorbereitungen zu verschwenden. Das hat manchen Leuten, die mit Hilfe von Drogen veränderte Bewußtseinszustände herbeiführen wollten, furchterregende Erfahrungen beschert. Alles ging viel zu schnell, die natürlichen Abwehrmechanismen des Körpers konnten der Flut nicht mehr standhalten, und das ganze System wurde mit negativer Kundalini-Energie überschwemmt, mit schlimmen Folgen.

Die Kundalini kann auch spontan und ohne erkennbaren Grund erwachen. Da man in der westlichen Medizin mit solchen Dingen keine Erfahrung hat, können derartige Erlebnisse geradezu vernichtend wirken. Oft wird der Betroffene dann ins Krankenhaus eingewiesen und mit starken Medikamenten behandelt, um die Symptome unter Kontrolle zu halten. Niemand gibt ihm eine positive Erklärung für das, was mit ihm passiert ist (siehe auch Teil IV).

Um die Kundalini genauer zu beschreiben, muß man an den absoluten Anfang des menschlichen Lebens zurückgehen – den Augenblick der Empfängnis. Bei der zweiten Zellteilung nach der Empfängnis entstehen vier neue Zellen. Drei davon entwickeln sich schnell zu Zellhaufen, aus denen die verschiedenen Teile des Körpers hervorgehen. Aus einer Zelle entwickeln sich Haut und Nervensystem, aus der zweiten das Skelett, die Muskeln und der Blutkreislauf, aus der dritten schließlich der Verdauungsapparat und die Atmungsorgane. Die vierte der ursprünglichen Zellen vermehrt sich wesentlich langsamer als die anderen und wird deshalb bald von den anderen drei Gruppen aufgenommen. Daraus entstehen die Geschlechtsorgane.

Die Geschlechtsorgane stehen während des ganzen Lebens in engem Kontakt mit der Hypophyse. Zwischen diesen beiden Polen muß immer ein Gleichgewicht herrschen, damit der Körper optimal funktionieren kann. Die Geschlechtsorgane spielen eine besondere Rolle im Körper. Sie repräsentieren den Trieb zur Arterhaltung. Nur die Geschlechtszellen können dem Tod entgehen, indem sie den Körper lebend verlassen und bei der Empfängnis zu einem neuen Lebewesen werden. Das kann sich als endlose Kette fortsetzen.

Obwohl die Kundalini eng mit Sexualität verbunden ist und durch Sexualität ausgedrückt werden kann, darf man beides nicht miteinander verwechseln. Die Kundalini ist eher die treibende Kraft hinter der Sexualität. Die Kraft der Kundalini ist sehr aktiv, wenn ein junger Mensch heranwächst. Danach beginnt sie zu schlafen, zusammengerollt am Grund der Wirbelsäule. Der durchschnittliche Erwachsene muß die Kraft der Kundalini erst wieder wecken, bevor sie aktiv im Körper eingesetzt werden kann.

Sobald die Kundalini erweckt worden ist, beginnt die schlafende psychische Energie, die im untersten Chakra (siehe Seite 121–123) gespeichert ist, sich nach oben zum Scheitelchakra zu bewegen. Die Energie steigt durch die verschiedenen Chakren entlang der Wirbelsäule auf – den Kommunikationskanälen für alle physischen Empfindungen zwischen Körper und Kopf. Vom Kopf fließt die Energie weiter über das Gesicht, durch den Hals und endet im Bauch. Die Bewegung der Kundalini beschreibt man am besten als eine Konzentration von Energie, die entsprechend empfindsame Menschen ganz oder teilweise spüren können. Diese sich bewegende Energie löst Blockaden von Unreinheit oder Karma in den Körpersäften. Dadurch kann mehr Energie durch den Körper fließen. Infolgedessen müssen sich Gehirn und Rückenmark erheblich ausdehnen. Diese allmähliche Veränderung im System schafft auch die Möglichkeit, daß sich das Bewußtsein über die normalen Grenzen hinweg ausdehnt.

Diese Ausdehnung sorgt dafür, daß das Zentralnervensystem sich selbst von den Blockaden unverarbeiteter Erinnerungen befreien kann. Wenn die erwachte psychische Energie auf eine Blockade trifft, breitet sie sich aus, durchdringt die Blockade und löst sie auf. Das kann bisweilen eine schmerzhafte Erfahrung sein. Wenn eine Blockade aufgelöst ist, bewegt sich die Kundalini weiter, bis sie die nächste erreicht. Die Kundalini kann sich auch in verschiedene Richtungen ausbreiten und gleichzeitig Blockaden auf mehreren Ebenen bearbeiten. Wenn die psychische Energie einmal begonnen hat, sich aufwärts zu bewegen, kann sie auf einer bestimmten Stufe stehen bleiben, aber sie wird niemals wieder in ihre schlafende Ausgangsstellung zurückkehren.

5 Interview mit Leonard Orr

Wir werden unseren Überblick über die Kraft des Atmens mit einigen weiteren Erklärungen des Mannes beschließen, der diese Kraft durch eigene Erfahrungen entdeckt und daraus die Rebirthing-Technik entwickelt hat. Im folgenden ist ein Auszug aus einem Interview wiedergegeben, das die Autorin im Mai 1989 mit Leonard Orr führte.

Gunnel: Woher stammt die ursprüngliche Idee zum Rebirthing? Was war der Anfang?

Leonard: Die Ideen über Rebirthing waren das Ergebnis meiner persönlichen Entwicklung. Meine erste Erfahrung mit Rebirthing hatte ich eigentlich schon 1962. Ich nahm ein Bad und hatte das Gefühl, ich könnte nicht mehr aus der Wanne heraussteigen. Ich hatte einfach nicht die Kraft dazu. Natürlich verstand ich erst Jahre später, was da los war.

Zwischen 1962 und 1968 hatte ich viele »Badewannenerlebnisse« dieser Art, aber 1968 hatte ich zum erstenmal bewußte Erinnerungen an meine Geburt, als ich in der Badewanne lag. Außerdem hatte ich natürlich zwischen 1965 und 1967 verstanden, was es mit meiner »Todessehnsucht« auf sich hatte. [Todessehnsucht ist ein besonderes Konzept, das Leonard Orr eingeführt hat. Es wird vollständig in Kapitel 10 erklärt.] Das gab mir mental ein Gefühl absoluter Sicherheit, und ich fühlte mich auch sicher in dieser Welt.

Diese Sicherheit ermöglichte mir, noch mehr bewußte Erinnerungen an meine Geburt zuzulassen.

Die unsterbliche Lebensenergie war immer die Basis der Rebirthing-Energie. Es ist kein Geheimnis, daß Rebirther, die ihre Todessehnsucht und ihr Geburtstrauma (siehe Seite 166) überwunden haben, ihren Klienten sehr viel besser helfen können als solche, die lediglich Atemtechniker sind. In gewisser Weise haben nicht einmal Experten der Atemtherapie dieselbe tiefe Intuition wie Rebirther, die den Kreislauf von Geburt und Tod oder zumindest einen bedeutenden Teil davon enträtselt haben. Aber man braucht wahrscheinlich 50 bis 100 Jahre, um seinen eigenen »Fall« so zu lösen, daß man nur noch reinen Geist ausdrückt.

Der nächste Schritt war ein Seminar, das ich 1974 abgehalten habe. Dort habe ich meine Erfahrungen mit den Geburtserinnerungen beschrieben. Die Seminarteilnehmer wollten solche Erfahrungen auch machen. Also habe ich ihnen vorgeschlagen, sie sollten sich in ihre Badewanne legen und dort bleiben, bis sie das Gefühl hätten, es sei Zeit herauszukommen. Danach sollten sie noch mindestens eine halbe oder eine ganze Stunde länger in der Wanne bleiben. Wir haben eine Art Notbremse im Kopf – eine natürliche Notbremse (siehe Seite 223) –, die uns daran hindert, allzu tief in unser Inneres vorzudringen. Wenn man sich so weit entspannt, daß man diese Notbremse ausschalten kann, macht man phantastische Erfahrungen mit sich selbst. Die Leute aus dem Seminar haben sich darauf eingelassen, und was sie erlebten, war so dramatisch, daß sie mich während dieser Erlebnisse in ihrer Nähe haben wollten. So wurde ich Rebirther. Nachdem ich einige Leute beobachtet hatte, kam mir die Idee, einen Schnorchel und eine Nasenklemme in einem großen Warmwasserbecken zu benutzen, so daß mehrere Leute gleichzeitig im Wasser sein konnten.

So hat Rebirthing angefangen. Nachdem ich mehrere hundert Rebirthing-Sitzungen geleitet hatte, sah ich immer deutlicher, daß sich bei den Leuten der Atmungs-Mechanismus veränderte. Ich habe das die »Heilung des Atems« genannt. Ich habe mich gefragt, ob es vielleicht möglich wäre, die Leute gezielt in einen Atemrhythmus hineinzuführen, wie er beim Rebirthing spontan auftrat. Das habe ich dann ausprobiert und festgestellt, daß es tatsächlich möglich war.

Gunnel: Was sind die besten Voraussetzungen für eine Rebirthing-Sitzung? Braucht man dafür eine bestimmte Umgebung, oder kann man die Sitzung überall und mit jedem durchführen?

Leonard: Am besten ist es, wenn man einen Raum mit privater Atmosphäre hat, in den man sich zu zweit zurückziehen kann. In manchen Fällen ist es auch günstig, wenn man zu dritt ist, der Rebirther, ein Assistent und der Klient. Es sollte so still sein, daß der Rebirther den Atemrhythmus hören und den Klienten ein oder zwei Stunden lang anleiten kann, oder eben so lange wie nötig, um den Energiekreislauf abzuschließen. Rebirthing wird in einer Ruheposition ausgeführt, so daß der Körper absolut entspannt ist und man sich vollständig auf den Atemrhythmus konzentrieren kann. Eine Sitzung ist jeweils ein kompletter Energiekreislauf. Der Klient oder die Klientin geht nach innen. Energie bewegt Körper und Seele gleichermaßen. Dabei kommt es zu einer Auflösung negativer Energiekonzentrationen, was sowohl eine emotionale als auch eine physiologische Basis hat.

Die körperlichen Empfindungen, die die Leute dabei haben, können sehr unterschiedlich sein. Das gilt auch für die mentalen und spirituellen Erfahrungen. Zu Beginn der Übungen spielen sich die Energiekreisläufe mehr auf der körperlichen Ebene ab. Aber das läßt sich nur schwer verallgemeinern, weil die inneren Erlebnisse eines Menschen vom äußeren Anschein sehr stark abweichen können. Objektiv von außen betrachtet, passiert jedoch etwa in den ersten fünf Sitzungen mehr auf der körperlichen Ebene, obwohl es vom inneren Gefühl her genau umgekehrt sein kann. Die körperlichen Empfindungen werden möglicherweise zum Zündfunken für emotionale Ängste und innere Erlebnisse, die den rationalen Verstand so stark beschäftigen, daß der Betreffende kaum in der Lage ist, die körperlichen Phänomene, die er gerade erlebt, überhaupt wahrzunehmen.

Ich selbst praktiziere Rebirthing gewöhnlich zweimal am Tag in meiner Badewanne. Zum Atmen und Meditieren brauche ich jeweils von einer halben bis zu einer ganzen Stunde oder noch länger. Ich habe die Erfahrung gemacht, daß sich die negative Energie, die ich durch mein In-der-Welt-Sein aufnehme, bei mir vor allem im Solarplexus konzentriert. Während dieser Bäder spüre ich, wie sich viele Schichten der Energie auflösen. Das kann im Kopf sein, im Hals, in den Gelenken oder anderen Körperteilen, wo ich die Ansammlungen negativer Energie fühle. Nachdem ich eine halbe Stunde oder länger im Bad meditiert habe, kann ich genau spüren, wie ich die negative Energie loslasse und mein Körper sich entspannt. Wenn ich aus der Badewanne herausstiege, fühlt sich mein Körper klar und sauber an. Mein Energiekörper ist dann rein und ausgewogen und vermittelt mir einen Eindruck von Ekstase und Frieden. Das dauert so lange, bis ich ins Einkaufszentrum oder sonst irgendwohin gehe und wieder negative Energie aufnehme. Wenn ich mich von anderen Leuten fernhalten kann, bleibt mein Energiekörper den ganzen Tag klar, einmal abgesehen von dem natürlichen evolutionären Kreislauf, der immer stattfindet. Unsere Energie verändert sich im Laufe des Tages unabhängig davon, was wir aufnehmen. Ich bade zweimal täglich, um mein Gleichgewicht wiederherzustellen.

Der Energiekreislauf ist wirklich die Grundlage des Rebirthing. Das erste Ziel besteht darin zu lernen, wie wir nicht nur Luft, sondern auch Energie atmen können. Das zweite Ziel besteht darin zu lernen, wie man im Wasser atmet oder wie man den Energiekörper täglich mit Wasser und Luft reinigt und wieder ins Gleichgewicht bringt. Wer das gelernt hat, verfügt über ein sehr mächtiges und wirkungsvolles Heilmittel, das man einsetzen kann, um das alltägliche Leben mit Ekstase zu füllen.

Gunnel: Ist es gefährlich, wenn man Rebirthing allein praktiziert, oder ist Rebirthing überhaupt gefährlich?

Leonard: Was das Atmen anbetrifft, so ist Rebirthing immer sicher. Das Atmen ist absolut ungefährlich. Die Gefahren liegen in unserem Bewußtsein, und beim Thema Sicherheit müssen wir uns mit der Frage der physischen Unsterblichkeit auseinandersetzen (siehe Seite 141–143). Solange man an den Tod glaubt, solange man glaubt, daß der physische Tod jemanden unversehens treffen kann, daß der physische Tod unvermeidlich und nicht kontrollierbar ist, so lange wird man sich nie sicher fühlen, ganz gleich, was man tut. Wenn man aber diese Vorstellung aufgibt und sich im ganzen Universum sicher fühlt, genauso wie im eigenen Bewußtsein und in der Gegenwart Gottes, dann gibt es nichts mehr, was gefährlich sein könnte. Alles ist dann sicher. Die Unsicherheit entsteht also in unserem Bewußtsein. Wenn jemand beginnt, sein eigenes Bewußtsein zu verstehen, dann braucht er sich über nichts mehr Sorgen zu machen. Rebirthing ist nur so sicher wie das Bewußtsein eines Menschen. Jeder lebt in seinem eigenen Körper und in seinem eigenen Bewußtsein, ganz gleich, ob er Atemübungen macht oder nicht. Wenn ein Mensch sich unsicher fühlt, dann tut er das unabhängig davon, ob er Rebirthing praktiziert oder nicht.

Gunnel: Was ist der wichtigste Teil der Atmung beim Rebirthing? Ist es der Rhythmus, oder ist es die Länge der Atemzüge oder was?

Leonard: Der wichtigste Teil besteht darin, Einatmen und Ausatmen miteinander zu verschmelzen. Wenn man das tut, erfährt man die Einheit des Seins auf der körperlichen Ebene. In einem Atemzug erfährt man die Verschmelzung von Geist und Materie. Ich nenne das die biologische Erfahrung Gottes.

Gunnel: Ist das etwas, das du selbst entwickelt hast, oder basiert es auf alten Vorstellungen des Ostens?

Leonard: Nein, ich habe das selbst erkannt, als ich beobachtet habe, wie sich die Atemmechanismen in den ersten Rebirthing-Sitzungen verändern. Ich habe das bezeichnet als »vom Atem selbst das Atmen lernen«. Vom Atem selbst das Atmen zu lernen, ist eine innere Verwirklichung, wenn die Menschen an einem bestimmten Punkt des Prozesses angelangt sind. Das ist zu Anfang nicht gezielt herbeigeführt worden, sondern es passierte ganz spontan. Als ich das erlebte, habe ich mich gefragt, ob man diese Erfahrung möglicherweise auch gezielt herbeiführen könnte, indem man den Atemrhythmus während der Rebirthing-Sitzung so beeinflußt, daß er dem spontan auftretenden Muster entspricht. Das war tatsächlich möglich. Aber wenn ich einen Klienten so führte, daß er diese Erfahrung machte, vom Atem das Atmen zu lernen, also das Einatmen mit dem Ausatmen zu verschmelzen, dann nahm der Betreffende überhaupt nicht wahr, was passierte. Er konnte also diesen Atemrhythmus nicht in zwei oder drei Sitzungen erlernen. Und trotzdem lernte ein großer Teil der Leute den Atemrhythmus. Sie lernten die intuitive Verbindung von Einatmen und Ausatmen innerhalb von fünf bis fünfzehn Sitzungen. Es gibt also einen Punkt, an dem die Leute merken, daß sie nicht nur Luft, sondern auch Energie atmen. Wenn ihnen das im Bewußtsein und in der Seele klar wird, dann haben sie gelernt zu atmen. Das meinen wir, wenn wir von bewußtem Atmen sprechen. Bewußtes Atmen besteht darin, daß man bewußt eine Verbindung im Atemrhythmus herstellt, eine Verschmelzung von Einatmen und Ausatmen. Das ist die Technik, aber die Macht oder der Geist der Technik ist das intuitive Wissen, daß man nicht nur Luft, sondern auch Energie atmet – das intuitive Gewahrsein von Energie und Luft.

Gunnel: Im Pranayama wird die Pause zwischen Einatmen und Ausatmen ausdrücklich betont. Ist das im Rebirthing genau umgekehrt?

Leonard: Das verbundene Atmen ist die natürliche Art, Geist in den Körper zu atmen. Neugeborene Babys atmen auf diese Weise. Erwachsene atmen so, wenn sie tief schlafen. Damit will ich nicht sagen, daß andere Übungen keinen Wert haben. Ich bin vor allem von der Wechselatmung überzeugt. Das heißt, man atmet durch ein Nasenloch ein und durch das andere wieder aus, immer im Wechsel. Diese besondere Übung reinigt die Wege von den Nasenlöchern zum Nervensystem. Wenn diese Wege gereinigt worden sind, kann die Energie auf eine Weise in den Körper integriert werden, die alle Organe heilt und in einem guten Zustand erhält.

Gunnel: Wie führst du die Leute durch eine Sitzung? Ist es auf Erfahrung gegründete Intuition, oder gehört noch eine bestimmte Technik dazu?

Leonard: Die Menschen sind so veranlagt, daß es in den meisten Fällen ausreicht, die Technik der Verschmelzung von Einatmen und Ausatmen anzuwenden. Alles andere kommt dann von selbst. Die besondere Qualifikation eines guten Rebirthers ist seine Intuition. Er muß sehen, hören und fühlen können, wie die Energie mit der Luft verschmilzt. Intuition kann man aber nicht einfach lernen. In diesem Sinne ist Rebirthing keine Technik. Es ist Inspiration, die über jede Technik hinausgeht. Intuition kann man letzten Endes nur durch innere Selbstverwirklichung entwickeln. Man kann den Leuten eine Umgebung anbieten, in der sie ihre Intuition entfalten können, aber es gibt keine Möglichkeit, ihnen Intuition beizubringen. Man kann nur die äußeren Voraussetzungen dafür schaffen, daß jemand seine Intuition entwickeln kann. Man kann feststellen, wenn jemand seine intuitiven Fähigkeiten erweitert, aber man kann nichts erzwingen.

Gunnel: Gibt es irgendwelche Unterschiede zwischen einer Sitzung im kalten oder im warmen Wasser oder einer trockenen Sitzung?

Leonard: Ja, sogar große Unterschiede. Warmes Wasser stimuliert die Erinnerungen an die Zeit im Mutterleib und tiefe psychoanalytische und psychophysische Erfahrungen. Es löst einen Zustand sehr tiefer Entspannung aus. Unser ganzer physischer Körper ist im warmen Fruchtwasser entstanden. Und genauso hat sich auch unsere grundlegende emotionale Struktur im warmen Wasser entwickelt. Die Geburt ist unser erster Kontakt mit Kälte. Rebirthing in kaltem Wasser kann deshalb eher unser Temperatur-Trauma auflösen oder andere unangenehme Erfahrungen, die mit dem Übergang vom warmen Mutterleib in die kalte Welt zu tun haben. Rebirthing im kalten Wasser bewirkt etwas, was man als Rolfing des Energiekörpers bezeichnen könnte. (Rolfing ist eine Art Tiefengewebemassage, die von Ida Rolf entwickelt wurde und mit der man Emotionen durch Körperkontakt hervorrufen kann.) Rolfing ist ein Weg, um Schmerzen, die im psychophysischen Organismus gespeichert sind, an die Oberfläche zu bringen und bewußt zu machen. Die tiefsten Ebenen von Schmerz im menschlichen Organismus können durch Rebirthing im kalten Wasser angesprochen und bewußt gemacht werden. Die grundlegende Technik beim Rebirthing im kalten Wasser besteht darin, daß man Zentimeter für Zentimeter ganz langsam in das Wasser hineingeht und alle dabei entstehenden Gefühle integriert, bevor man den nächsten Schritt macht. Es kann von einer halben Stunde bis zu einer Stunde dauern, auf diese Weise ins Wasser zu gehen. Die Temperatur spielt dabei keine Rolle, solange das Wasser noch flüssig und nicht zu Eis gefroren ist, in das man nicht mehr hineingehen könnte. Allerdings sollte die Lufttemperatur nicht unter dem Gefrierpunkt liegen, sonst könnte man erfrieren. Je angenehmer die Lufttemperatur ist, desto besser. Ich nutze dazu am liebsten die Mittagszeit an einem schönen, sonnigen Tag. Im hellen Sonnenlicht kannst du Schmerzen und Unbehagen besser integrieren und schneller loslassen. Aber ich habe Rebirthing im kalten Wasser auch schon bei Sturm und Regen durchgeführt, und die Leute hatten ihre Schirme aufgespannt.

Gunnel: Warum ist Rebirthing so effektiv? Was bewirkt es im Körper?

Leonard: Damit fragst du letzten Endes, warum Menschen atmen. Physiologisch betrachtet atmen Menschen, um Sauerstoff aufzunehmen und Schlackenstoffe auszuscheiden. Tatsächlich ist die Atmung das größte Ausscheidungssystem des Körpers. Danach kommt die Schweißbildung, während die Ausscheidung von Urin und Kot von ihrer Bedeutung für die Entgiftung des Körpers erst ganz zum Schluß kommen. Wenn man einen verbundenen Atemrhythmus praktiziert, dann erzeugt man Energieströme im Körper, die den Organismus optimal ernähren und reinigen.

II Die Physiologie des Atmens

6 Eine physiologische Erklärung des Atmens

> Wenn die Atemkontrolle vollkommen ist,
> wird der Körper leicht,
> der Gesichtsausdruck wird freudig,
> die Augen glänzen,
> der Stoffwechsel beschleunigt sich,
> und man erfährt innere Reinigung und Freude.
>
> *Grahayamalatantra, Kapitel 13*

Atmen kann weit mehr bedeuten als nur die Versorgung des Körpers mit Sauerstoff. Doch obwohl es ganz offensichtlich ist, daß die Atmung das wichtigste lebenspendende Element für den Körper darstellt, hat man im Westen bisher nur wenig Interesse daran gezeigt, ihr Potential zu untersuchen und in seiner ganzen Bedeutung zu verstehen. Die meisten Erwachsenen nutzen nicht die volle Kapazität ihrer Lungen. Aber es hat sich praktisch noch niemand darüber Gedanken gemacht, warum man das tun sollte, welche Auswirkungen es auf den Körper hat und wie wir unsere Atmung verbessern könnten. Das hauptsächliche Interesse in diesem Zusammenhang galt bisher den Möglichkeiten, durch Atemübungen die sportliche Leistungsfähigkeit zu verbessern. Es gibt noch viel zu tun, wenn wir den Nachweis führen wollen, daß eine verbesserte Atmung für die körperliche und seelische Gesundheit wichtig ist.

Die westliche Physiologie geht davon aus, daß der Zweck der Atmung darin besteht, Sauerstoff aufzunehmen und Abfallprodukte des Stoffwechsels auszuscheiden. Insofern wird sie als rein physiologische Funktion betrachtet. Die östliche Physiologie kennt jedoch ein zweites, inneres System, das den Körper mit Lebensenergie versorgt (im Sanskrit *prana*, chinesisch *chi*, japanisch *ki*, tibetisch *thigle* oder *rlung*). Das Konzept der Lebensenergie ist im Westen noch unbekannt – oder war es zumindest bis vor kurzer Zeit. Die östlichen Weisheitslehren verweisen jedoch ausdrücklich auf eine »innere Atmung«, die so tief und umfassend ist, daß sie den ganzen Körper öffnet und der fließenden Lebensenergie erlaubt, jede Zelle zu durchdringen. Genau dieser Aspekt der Atmung könnte der Schlüssel zu unserem Wohlbefinden sein.

Um ein klares Bild aller Aspekte der Atmung zu bekommen, ist es hilfreich, ein Verständnis für die grundlegenden physiologischen Funktionen zu entwickeln, die mit der Atmung zusammenhängen.

Sauerstoff ist die wichtigste Einzelsubstanz, die unser Körper braucht. Ohne Sauerstoff könnte keine einzige Zelle in unserem Körper die Energie bilden, die notwendig ist, um das Leben aufrechtzuerhalten. Wir versorgen den Körper mit Sauerstoff, wenn wir einatmen, und scheiden Abfallprodukte des Stoffwechsels aus, wenn wir ausatmen. Das Atmungssystem, das diese Leistungen erbringt, besteht aus:

dem oberen Atemtrakt mit
– Nase
– Mund
– Pharynx (Rachen)
– Larynx (Kehlkopf)
– Trachea (Luftröhre),

den Lungen und dem Zwerchfell mit
– Bronchien
– Bronchiolen (kleinere Verzweigungen der Bronchien)
– Alveolen (Lungenbläschen)
– Kapillaren (kleinste Blutgefäße).

Wenn wir Luft holen, atmen wir durch die Nase ein; das ist der natürliche Weg, auf dem die Luft in den Körper gelangt. Die Nasenscheidewand, die aus Knochen und Knorpel besteht, teilt die Nase in zwei enge Höhlen. Die Nasenlöcher, die äußeren Enden der Höhlen, sind mit feinen Härchen ausgekleidet, die Staub und Bakterien aus der Luft filtern. Die Nasenscheidewand ist mit Schleimhaut bedeckt, die die Luft anfeuchtet und aufwärmt. Wenn sich zu viel Schmutz auf der Schleimhaut ansammelt, wird ein Niesreflex ausgelöst. Die Höhle am hinteren Ende der Nase wird von drei Knochenbälkchen in lange, dünne Abschnitte untergliedert. Der Durchgang ist mit Schleimhaut ausgekleidet, die besonders gut durchblutet ist. Hier wird die eingeatmete Luft angefeuchtet und erwärmt. Die Nebenhöhlen am vorderen Schädelknochen sind mit der Nase verbunden. Sie bilden auf jeder Seite der Nase hinter den Augenbrauen und den Wangenknochen Dreiecke.
Nachdem wir durch die Nasenlöcher eingeatmet haben, strömt die Luft durch den Rachen, die Höhle hinter dem Mund, die Nase und Mund miteinander verbindet, und dann weiter, den Kehlkopf und die Luftröhre hinunter. Im Rachenbereich besorgt ein spezifisches Nervengeflecht die Koordination zwischen Schlucken und Atmen. Diese Aktivität wird vom unteren Stammhirn kontrolliert. Die hauptsäch-

liche Rolle des Kehlkopfs bei der Atmung besteht darin, daß er die Stimmbänder unterstützt, die Luft brauchen, um Laute zu bilden. Der obere Teil der Luftröhre verläuft durch den vorderen Hals. Die Luftröhre ist etwa 10 Zentimeter lang und hat einen Durchmesser von 2,5 Zentimeter. Von der Luftröhre aus strömt die Luft weiter abwärts in den oberen Brustkorb, wo die linke und die rechte Bronchie sie zu den entsprechenden Seiten der Lungen führen. Die Luftröhre und die Bronchien kann man sich als Schläuche mit Knorpelringen in den Wänden vorstellen. Die Schleimhaut am Eingang zu den Lungen hält die Luftröhre und die Bronchien feucht. Sie ist mit haarähnlichem Flimmerepithel ausgekleidet, das wie ein Fliegenfänger auf Schmutzpartikel in der einströmenden Luft wirkt und sie wieder nach oben Richtung Mund befördert. Wenn sich zu viele Schmutzpartikel ansammeln, lösen sie einen Hustenreiz aus.

Die Bronchien verzweigen sich in immer kleinere Äste, sekundäre und tertiäre Bronchien, die zu den noch kleineren Bronchiolen führen. Diese wiederum führen zu Ansammlungen von luftgefüllten Säckchen, die man Alveolen nennt. Rund 750 Millionen davon gibt es in den Lungen. Die Lungenarterien bilden ein zweites Röhrensystem, das parallel zu den Bronchien verläuft. Die kleineren Blutgefäße verlaufen parallel zu den Bronchiolen. Wenn sie zu den Alveolen gelangen, bilden sie die Kapillaren. Hier findet der eigentliche Gasaustausch im Blut statt. Die Kapillaren sind so eng, daß die Blutzellen einzeln durch sie hindurchtreten können. Dadurch wird es möglich, daß die Oberfläche jeder Blutzelle vollständig mit dem Sauerstoff in Berührung kommt. Das Hämoglobin im Blut nimmt den Sauerstoff auf.

Gleichzeitig geben die roten Blutkörperchen Kohlendioxid in die Alveolen ab, damit es bei der Ausatmung den Körper verlassen kann. Von den Alveolen fließt das nun mit Sauerstoff angereicherte Blut in die linke Herzkammer, die es in alle Teile des Körpers pumpt. Der Sauerstoff wird zusammen mit den Nährstoffen, die wir zu uns nehmen (nun in flüssiger Form), in die Zellen transportiert. In jeder Zelle werden diese Nährstoffe gegen die Abfallprodukte des Stoffwechsels in Form von Kohlendioxid ausgetauscht. In einem endlosen Kreislauf wird dieses Kohlendioxid vom Blut wieder zurück zu den Lungen transportiert. Das mit Sauerstoff angereicherte Blut, das vom Herzen kommt, belebt, nährt und stärkt den Körper. Dieses Blut ist hellrot und vital, angefüllt mit lebensspendenden Qualitäten. Auf seinem Weg zurück zum Herzen ist das Blut dagegen wie ein Abwasserkanal mit den Abfallprodukten des Stoffwechsels beladen.

Die beiden Lungenflügel bilden ein bewegliches, elastisches Organ, das den größten Teil des Brustkorbs ausfüllt. Jeder Lungenflügel kann sich frei in jede beliebige Richtung bewegen. Die einzige Ausnahme bildet der sogenannte Lungenhilus, wo Hauptbronchien und Arterien, die die Verbindung zur Luftröhre und zum Herzen herstellen, in den Lungenflügel eintreten. Der Raum zwischen den Lungenflügeln enthält:

– die Nerven des Brustkorbs
– Blut- und Lymphgefäße
– Luftröhre, Speiseröhre und Herz.

Die durchschnittlichen Lungen eines Erwachsenen wiegen ein bis anderthalb Kilo. Der rechte Lungenflügel ist etwas größer als der linke, weil das Herz auf der linken Seite des Brustkorbs mehr Platz beansprucht. Jeder Lungenflügel ist in Lappen unterteilt. Der rechte Lungenflügel besteht aus drei Lappen, der linke aus zwei. Die Lungen sind schwammig und porös. Sie bestehen aus sehr elastischem Gewebe, das ausgebreitet mehr als hundert Quadratmeter bedecken würde. Sie werden von einer doppelten Schicht weicher Häute bedeckt, die die Lungen wie ein starker Beutel umschließen. Die innere Seite des Beutels ist mit den Lungen verbunden, die äußere mit dem Brustkorb. Zwischen den beiden Häuten wird eine Flüssigkeit abgesondert, die dafür sorgt, daß die Oberflächen sich ohne Reibung gegeneinander verschieben können. Diese Flüssigkeit hält durch ihre Oberflächenspannung auch die Lungen offen. (So wie ein Tropfen Wasser zwei Glasscheiben zusammenhalten kann, so daß sie nur durch eine seitliche Gleitbewegung zu trennen sind.) Wollte man die Lungen aus dem Brustkorb entfernen, so würden sie zusammenfallen wie ein Luftballon, aus dem die Luft entweicht. Die Lungen werden ausgedehnt, wenn sich der Brustkorb weitet. Wenn wir ausatmen, entspannen sich die Zwischenrippenmuskeln ganz allmählich. Andernfalls würde sich die Lunge sofort wieder mit Luft füllen, sofern man das nicht gezielt verhindert. Wenn Luft zwischen die Lungen und die sie umschließenden Häute kommt, bricht die Oberflächenspannung zusammen und die Lungen kollabieren.

Eingeleitet und gesteuert wird der Atemmechanismus vom Atemzentrum in der Medulla oblongata, dem verlängerten

Mark. Normalerweise handelt es sich um eine automatische Funktion, für die das vegetative Nervensystem zuständig ist. Es reagiert auf Rückmeldungen aus der Lunge und den Muskeln in Abhängigkeit vom Sauerstoff- und Kohlendioxidgehalt des Bluts. Die eigentliche Leitfunktion hat dabei der Kohlendioxidgehalt und nicht sosehr der aktuelle Sauerstoffgehalt des Bluts. Die Atmung kann aber auch auf Emotionen reagieren oder willentlich gesteuert werden. Wir haben im Atemzentrum eine Gruppe von Nervenzellen, die uns einatmen läßt, und eine andere Gruppe, die uns ausatmen läßt. Einatmen ist ein aktiver Prozeß, der auf einem Impuls der Vagus-Nerven beruht. Ausatmen ist das Gegenteil davon, eine Entspannung der Muskeln, die durch die Hemmung dieses Impulses verursacht wird. Die Luft gelangt auf zwei sich weitgehend ergänzenden Wegen in die Lungen. Einmal durch die kolbenartige Auf- und Abbewegung des Zwerchfells, eines großen, kuppelförmigen Muskels, der den Brustkorb vom Bauchraum trennt. Das Zwerchfell bewegt sich fast so automatisch wie das Herz. Der einzige Unterschied besteht darin, daß das Zwerchfell auch willkürlich bewegt werden kann. Wenn sich der Muskel ausdehnt, erhöht sich das Lungenvolumen und die Luft strömt in das entstehende Vakuum. Wenn sich der Muskel entspannt, verringert sich das Lungenvolumen, und die Luft wird aus den Lungen herausgedrückt. Die andere Methode, Luft in die Lungen zu bekommen, besteht darin, daß sich die Zwischenrippenmuskeln, die den Brustkorb umgeben, zusammenziehen. Dadurch wird der Brustkorb erweitert, und das hat denselben Effekt wie die Bewegung des Zwerchfells.

In Ruhe atmen wir normalerweise ungefähr 12mal pro

Minute. Bei starker körperlicher Belastung kann sich die Frequenz auf bis zu 80 Atemzüge erhöhen. Beim bewußten Atmen in einer Rebirthing-Sitzung liegt die durchschnittliche Frequenz zwischen 20 und 30 Atemzügen pro Minute, obwohl das Volumen der eingeatmeten Luft bis zu 10mal größer sein kann als bei normaler Atmung. Ungefähr ein Fünftel unserer Atemluft besteht aus Sauerstoff. Innerhalb von 24 Stunden atmen wir ungefähr 8000 Liter Luft, und 17,5 Liter Blut fließen durch die Lungenkapillaren. Einige Körperzellen können für eine Weile ohne Sauerstoff auskommen, nicht jedoch die Gehirnzellen.

Eine Mischung aus Sauerstoff und Zucker ist der »Treibstoff«, aus dem die Zellen Energie gewinnen. Deshalb bestehen die Abfallprodukte aus Kohlendioxid und Wasser. Die Atmung gehört zu den wichtigsten Wegen, auf denen der Körper die Abfallprodukte des Stoffwechsels ausscheidet. Nur 3 Prozent aller Abfallstoffe werden durch den Stuhlgang ausgeschieden, 7 Prozent mit dem Urin und 20 Prozent durch die Haut. Die restlichen 70 Prozent der Stoffwechselabfälle verlassen den Körper bei der Ausatmung. Wenn ein Mensch nicht genügend frische Luft atmet, kann das Blut nicht vollständig gereinigt werden. Das bedeutet, daß die Abfallprodukte, die ausgeschieden werden sollten, in den Körper zurückgelangen. Statt den Körper zu ernähren und zu regenerieren, verteilt das Blut Giftstoffe im gesamten Organismus. Das kann man mit einer Vergiftung vergleichen, die durch verschmutzte Luft entsteht.

Hyperventilation

Die Atmung ist das Spiegelbild unserer seelischen Verfassung. Bei starken emotionalen Erschütterungen ist es allgemein üblich, daß uns der Atem stockt. Die Verteidigungsmechanismen des Körpers tendieren dazu, physische und psychische Schmerzen abzuwehren. Der Körper versucht auf diese Weise, seine verschiedenen Systeme vor Überlastung zu schützen. Die Atmung einzuschränken, gehört zu den Hauptmechanismen, die zur Abwehr eingesetzt werden. Die Atemzüge werden kürzer und flacher, bis die Atmung fast ganz zum Stillstand kommt. In Situationen, in denen wir besonders starken und furchterregenden körperlichen oder emotionalen Bedrohungen ausgesetzt sind, kann es passieren, daß unsere Abwehrmechanismen überwältigt werden. In solchen Fällen ist es möglich, daß jemand spontan zu hyperventilieren beginnt. Dabei handelt es sich um einen intensivierten Atemrhythmus, der bisweilen eine bemerkenswerte Ähnlichkeit mit dem Atemrhythmus beim Rebirthing haben kann, allerdings mit dem Unterschied, daß er von Angst statt von Entspannung begleitet wird. Während jeder Einatmung ist das Zwerchfell aktiv. Bei der Ausatmung wird die Luft durch die Entspannung des Zwerchfells, das in seine Ruheposition zurückkehrt, aus den Lungen herausgedrückt. Wenn die Ausatmung durch einen aktiven Druck des Zwerchfells verstärkt wird, kann daraus Hyperventilation entstehen. Während der verstärkten Ausatmung wird mehr Kohlendioxid als üblich abgegeben. Das bedeutet, daß der Kohlendioxidspiegel im Blut unter einen bestimmten Schwellenwert sinkt. Das führt dazu, daß das

Gehirn die Atmung nicht mehr automatisch reguliert. Betroffen ist davon jener Teil des Gehirns, der den Atemmuskeln das Signal zur Einatmung gibt. Wenn dieses Signal ausfällt, hört der Körper spontan auf zu atmen. Das wiederum versetzt die Verteidigungsmechanismen des Körpers in Alarm, und man gerät in einen Zustand der Panik. Diese Panik führt oft dazu, daß die Betroffenen medizinische Hilfe suchen. Die Behandlung ist jedoch denkbar einfach: Der Patient wird angewiesen, in eine Art von Behälter zu atmen (in die Hände, in eine Plastiktüte usw.). Dadurch wird die ausgeatmete Luft, die einen hohen Anteil Kohlendioxid enthält, wieder eingeatmet. Die normale Kohlendioxidkonzentration im Blut wird bald wieder erreicht, und damit setzen auch die Signale aus dem Atemzentrum des Gehirns wieder ein.

Rebirthing wird oft mit Hyperventilation verwechselt, obwohl sich das richtige Atemmuster während einer Rebirthing-Sitzung deutlich von der Hyperventilation unterscheidet. Allerdings gibt es während einer Rebirthing-Sitzung oft Situationen, die dazu führen können, daß man zu hyperventilieren beginnt. Beabsichtigt ist das aber auf keinen Fall, und ein guter Therapeut wird es auch zu verhindern wissen. Die Atmung während des Rebirthing sollte eigentlich »Super-Atmung« genannt werden – eine optimale Methode der Atmung. Ganz gleich wie schnell oder wie intensiv man atmet, solange man entspannt ausatmet, wird keine Hyperventilation verursacht. Man spürt den eigenen Körper vielleicht sehr intensiv, ein Zittern, Prickeln oder Kribbeln während des Rebirthing, aber das wird im allgemeinen als positiv und angenehm empfunden.

108

Ein Arzt in der Unfall-Ambulanz eines Krankenhauses, der auch als Rebirthing-Therapeut ausgebildet ist, hat – als Alternative zur konventionellen Behandlung – Patienten aus der Hyperventilation in eine Rebirthing-Atmung geführt. Er hat die Patienten so angeleitet, daß sie zu einem entspannten und verbundenen Atemrhythmus fanden, bis sie schließlich den akuten Angstanfall überwunden hatten, der Ursache für die Hyperventilation gewesen war. In allen Fällen konnten die Patienten das Krankenhaus entspannt und ausgeglichen verlassen und brauchten keine Medikamente zur Beruhigung.

Alkalose

Wenn eine forcierte Ausatmung lange genug beibehalten wird, paßt sich das Säure-Basen-Gleichgewicht des Bluts an den geringeren Kohlendioxid-Gehalt an, so daß eine Alkalose entsteht. Sie ist durch Krämpfe und Muskelspasmen gekennzeichnet und kann zu erheblichen Schmerzen in den angespannten Muskeln und Gelenken führen.

Auch beim Rebirthing kommt es manchmal zur Alkalose, besonders während der ersten Sitzungen, wenn man noch nicht voll mit dem Prozeß vertraut ist. Unbewußt versuchen die natürlichen Verteidigungsmechanismen des Körpers, die Atmung einzuschränken und die Ausatmung zu verstärken. Sobald die Atmung wieder zu einem entspannten Muster findet, lösen sich die Krämpfe, was oft zu starkem Zittern und Kribbeln im ganzen Körper führt. Wenn die Krämpfe sich nicht sofort lösen, verschwinden sie am Ende des Energiekreislaufs, wenn der Atemrhythmus sich spontan wieder normalisiert.

Krämpfe kommen am häufigsten in den Händen vor, um den Mund herum oder im ganzen Gesicht. Eine Erklärung dafür könnte sein, daß diese Gebiete sehr eng mit unserem Selbstbild und mit unserem Verhältnis zu anderen verbunden sind. Sowohl die Hände als auch der Mund sind wichtig für die Kommunikation mit anderen. Mit den Händen können wir unserer Kreativität Gestalt geben, und wir können sie benutzen, um die verschiedensten Gefühle und Gedanken auszudrücken. Der Mund ist der äußere Teil unseres Sprechapparats, und Sprechen ist die wichtigste Form der Kommunikation. Was das Bewußtsein unterdrückt (weil es als bedrohlich empfunden wird), darüber kann man nicht sprechen – es muß erst wieder bewußt gemacht werden. Kontrollverluste in diesen Bereichen empfindet das Verteidigungssystem des Körpers als besonders bedrohlich, und es versucht deshalb, sie mit aller Macht zu verhindern.

Das Gehirn

Ohne Sauerstoff kann das Gehirn nur für sehr kurze Zeit existieren, bevor es unwiderruflich Schaden nimmt. Das Gehirn muß ständig mit sauerstoffreichem Blut versorgt werden, damit es normal arbeiten kann. Die »Sauerstoffflut«, die durch die verstärkte Atmung während einer Rebirthing-Sitzung das Gehirn überschwemmt, zeigt ausgesprochen positive Wirkungen. Viele Erfahrungsberichte über »wachsende Kreativität« und »klarere Gedanken« haben das im Laufe der Jahre bestätigt.

Doch es gibt bisher keine systematischen Untersuchungen über die spezifischen Auswirkungen der bewußten Atmung auf das Gehirn. Man kann allerdings aus den Ergebnissen der bisherigen Hirnforschung, die einige Arbeiten über die Auswirkungen der Atmung im allgemeinen enthält, bestimmte Schlußfolgerungen ziehen. Zuvor müssen wir uns jedoch die Struktur des Gehirns noch etwas genauer ansehen.

Das menschliche Gehirn besteht aus Milliarden von Nervenzellen, Neuronen genannt, die durch ein unterstützendes Netzwerk sogenannter Glia-Zellen verbunden sind. Jede Nervenzelle hat viele Dendriten, die Informationen empfangen und weitergeben. Eine einzige Zelle kann mit über 10 000 anderen Zellen in Verbindung stehen. Die Gesamtzahl der Verbindungen im Gehirn ist deshalb praktisch unvorstellbar groß. Viele der Neuronen haben lange faserartige Verbindungen mit weit entfernten Körperteilen. Informationen werden von verschiedenen Empfangsstationen des Körpers in Form von chemischen Botenstoffen zum Gehirn weitergeleitet. Diese Informationen werden von dem dichten Netzwerk der Neuronen im Gehirn empfangen, entschlüsselt und analysiert.

»Das komplizierte Nervengewebe, aus dem das menschliche Nervensystem besteht, wiegt nur dreieinhalb Pfund, aber es gibt wahrscheinlich im ganzen Universum kein komplexeres System. Und – gemessen an den Schrecken und den Wundern, die es hervorbringt – sind manche

Leute der Ansicht, daß es auch kein schöneres System gibt.«

Russell (1975)

Lange Zeit waren die Wissenschaftler der Meinung, daß sich Gehirnzellen nicht erneuern können. Selbst wenn das zutreffen sollte, hat das Gehirn eine so riesige Zahl von Neuronen, daß ein Mensch im Durchschnitt sogar nach 80 Jahren nur etwa 1 Prozent seiner Gehirnzellen verloren hätte. Mehr noch, jüngste Forschungsergebnisse widersprechen der bisherigen Lehrmeinung: Hirnzellen können sich genauso wie die anderen Zellen des Körpers im Laufe der Zeit erneuern. Außerdem nimmt die Zahl der Verbindungen zwischen den Hirnzellen im Laufe des Lebens dauernd zu. Aus diesen beiden Prozessen ergibt sich, daß die Kapazität des menschlichen Bewußtseins mit der Zeit ständig wächst. Das Gehirn ist in zwei Hälften angelegt. Die herrschende Theorie geht davon aus, daß die rechte Seite des Gehirns nichtverbal und intuitiv arbeitet. Sie denkt in Mustern und Bildern und begreift ganzheitliche Zusammenhänge. Sie versteht keine rationalen Schlußfolgerungen, keine Statistiken, Buchstaben oder Wörter, und sie hat keine Vorstellung von der Zeit. Die rechte Seite des Gehirns ist der Sitz der Weisheit in ihrer ursprünglichen Bedeutung. Sie wird auch oft als mystische Seite des Gehirns bezeichnet und scheint eine Art harmonisches Verhältnis mit dem Kosmos als Ganzem zu haben.

Die linke Seite des Gehirns ist verantwortlich für alle anderen Aktivitäten des menschlichen Bewußtseins. Das heißt, rationale Gedanken, logische Schlußfolgerungen, Umgang mit Zahlen usw. Hier werden alle Informationen vor der weiteren Verarbeitung in ihre einzelnen Bestandteile zerlegt. Beide Seiten des Gehirns interpretieren die Wirklichkeit auf ihre jeweils eigene Art und Weise und speichern ihre jeweils eigenen Erinnerungen.

Bei einem gesunden Menschen sind beide Gehirnhälften idealerweise voll integriert: Er kann die verschiedenen, sich ergänzenden Informationen beliebig abrufen und gegeneinander austauschen. Bei einem neurotischen Menschen gibt es dagegen Blockaden zwischen den beiden Hemisphären: Emotionale und rationale Erfahrungen können nicht sinnvoll miteinander verknüpft werden. Der Neurotiker reagiert in bestimmten Situationen emotional, ohne zu wissen, warum.

Bis vor kurzem wurde die intuitive rechte Seite des Gehirns weniger geschätzt als die rationale linke Seite. Das ist eine Folge des westlichen Lebensideals, das die besonderen Fähigkeiten der linken Gehirnhälfte stark überbewertet. Doch während des letzten Jahrzehnts hat sich diese kulturelle Vorliebe unter der Einwirkung neuester Erkenntnisse aus der Hirnforschung allmählich aufzulösen begonnen. Die rechte Gehirnhälfte wird nun geschätzt als Urheberin neuer, kreativer Ideen – einschließlich solcher aus Wissenschaft und Mathematik. Wir empfinden einen neuen, intellektuellen Respekt vor der kosmischen Weisheit.

Man kann im Aufbau des Gehirns auch zwischen verschiedenen evolutionären Entwicklungsstadien unterscheiden, die sich noch in der gegenwärtigen Struktur identifizieren lassen. Dazu gehören:

– Die Wirbelsäule als der älteste Teil des Gehirns. Das erste Wachstum des Gehirns zeigt sich, wenn der Embryo ungefähr 8 Wochen alt ist. Der Prozeß beschleunigt sich dann immer weiter bis zum Endspurt kurz vor der Geburt. Folglich ist das Gehirn in dieser Phase seiner Entwicklung besonders empfindlich und offen für Eindrücke von außen.
– Der Hirnstamm bildet den obersten Teil der Wirbelsäule und enthält die retikuläre Formation, eine Ansammlung von Nerven, die den Schlaf-Wach-Rhythmus steuert und Informationen aus verschiedenen Sinnesorganen überwacht.
– Das Kleinhirn ist ebenfalls mit dem Hirnstamm verbunden und der Gehirnteil, der Informationen von den Sinneszellen mit Muskelaktivitäten koordiniert, um die Bewegungen so weich und präzise wie möglich zu machen.
– Das Mittelhirn an der Spitze des Hirnstamms enthält den Thalamus und das limbische System (den Sitz der Gefühle) und gilt als Tor zum Bewußtsein. Hier werden die verschiedenen Impulse aus anderen Teilen des Gehirns miteinander verknüpft. Was körperlich oder seelisch so schmerzhaft war, daß es von der Hirnrinde nicht integriert werden konnte, wird hier über andere Wege im Gehirn abgespeichert. Dadurch können Projektionen oder falsche Assoziationen entstehen, wie zum Beispiel die paranoide Halluzination, daß Fremde auf der Straße hinter unserem Rücken flüstern. Das kann aber auch dazu führen, daß man zum zwanghaften Workaholic wird oder sich geradezu besessen mit seinen Hobbys beschäftigen, um vor der Wirklichkeit zu flüchten.

– Die Hirnrinde (Cortex) bedeckt das Mittelhirn. 75 Prozent aller Neuronen unseres Körpers sind hier konzentriert. Durch die große Dichte der Blutgefäße wirkt die Hirnrinde grauer als der Rest des Gehirns. Im Cortex gibt es verschiedene Gebiete, die unterschiedliche Funktionen kontrollieren, zum Beispiel den motorischen Cortex für Bewegungen, den sensorischen Cortex für Berührungsreize, Gebiete für Sprache, Geruch und Geschmack. Der vordere Teil, die sogenannten Stirnlappen, sind der Sitz des Bewußtseins. Hier werden die Impulse, die von Geruch, Gefühl oder Bewegung verursacht werden, mit den Eindrücken unserer inneren Welt verknüpft. Hier wird auch das Material aus unserem Unbewußten in bewußte Gedanken umgesetzt, und hier gestalten wir unsere Konzepte und Vorstellungen von der inneren und äußeren Welt.

Gehirnhormone

Bis 1975 waren sich die Wissenschaftler allgemein darüber einig, daß das Gehirn eine Art »trockener Computer« sein müsse, der durch elektrische Impulse angetrieben werde. Mittlerweile sind jedoch viele überzeugt, daß das Gehirn in Wirklichkeit eine riesige Drüse ist, die Hormone bildet und Empfangsstellen für Hormone hat (Bergland, 1985). Das Gehirn badet in Hormonen, und ein unaufhörlicher Strom von Hormonen fließt die Nervenfasern entlang. Jedes Ereignis im Gehirn ist eng mit hormonellen Aktivitäten verbunden. Man hat herausgefunden, daß diese »Gehirnhormone«

genau die gleichen sind, die auch in anderen, besser bekannten Drüsen des Körpers hergestellt werden. Das bedeutet, daß die Mechanismen, die dem Denken zugrunde liegen, auf dieselbe Weise überall im Körper ablaufen und nicht auf das Gehirn beschränkt sind. Mit anderen Worten, unsere Erinnerungen sind nicht nur im Gehirn, sondern im ganzen Körper gespeichert. Das ist wahrscheinlich der Grund, warum uns blockierte Erinnerungen durch bewußtes Atmen plötzlich wieder zugänglich werden können. Wie schon erwähnt, wird das Kreislaufsystem während des Rebirthing geradezu »überflutet«, und damit gelangen offensichtlich eine Menge Hormone und chemische Moleküle aus allen Teilen des Körpers in den Kreislauf und fließen dann mit dem Blutstrom durch den Körper und das Gehirn.

Die Freisetzung von Hormonen führt zu erkennbaren Veränderungen im Körper, zum Beispiel wenn wir lachen, weinen oder bestimmte Übungen machen. Viele Wissenschaftler sind heute davon überzeugt, daß die Hormone der Schlüssel zu allen Gehirnaktivitäten sind: Sie vermitteln uns Befriedigung, Liebe, Appetit, Freude, Schlaf, Schmerz, Trauer, Angst und viele, viele andere Befindlichkeiten. Eine anormale Mischung von Hormonen kann zu krankhaften Veränderungen wie etwa Senilität oder Depression führen. So wissen wir heute zum Beispiel, daß Depressionen mit enormen Veränderungen im endokrinen System verbunden sind.

Andererseits spielen Hormone eine lebenswichtige Rolle bei körperlichen Heilungsprozessen. Schmerzen lösen komplexe Aktivitäten der endokrinen Drüsen aus. Im Gehirn werden Hormone gespeichert, die bei der Behandlung von

Schmerzen erheblich wirksamer sind als alles, was die medizinische Wissenschaft uns heute anzubieten hat. Norman Cousins (1978) spricht in diesem Zusammenhang von »Glückshormonen«, die heilsame Eigenschaften haben. Wir wissen nicht genau, wie und wo im Körper diese Hormone hergestellt und wie sie aktiviert werden, aber eines scheint jetzt klar zu sein: Sie spielen eine entscheidende Rolle bei den wunderbaren Selbstheilungskräften des Körpers, von denen religiöse Mythen und einzelne Fallgeschichten erzählen.

Wenn wir wissen, wie die Hormone unterschiedliche Verhaltensmuster kontrollieren, dann haben wir den Schlüssel zu einem wirkungsvolleren Einsatz des Gehirns, und dann wissen wir auch, wie man die Selbstheilungskräfte des Körpers aktiviert. Man konnte bereits feststellen, daß während der Meditation »harmonievermittelnde« Hormone freigesetzt werden, obwohl bisher nur wenig darüber bekannt ist, woraus sie bestehen und auf welche Weise sie wirken. Das Gehirn ist der größte Umschlagplatz für chemische Substanzen, den es in unserem Körper gibt. Es produziert ständig Proteine, um die Aktivitäten des Bewußtseins aufrecht zu erhalten: Je stärker das Gehirn gefordert wird, desto schneller werden diese Proteine gebildet.

Das atmende Gehirn

Das Gehirn muß besser durchblutet sein als alle anderen Organe des Körpers. Es enthält Millionen winziger Blutgefäße, die jede Zelle mit Sauerstoff und Nährstoffen versorgen. Obwohl das Gehirn nur 3 Prozent des Körpergewichts ausmacht, verbraucht es 25 Prozent des Sauerstoffs, der dem Körper zur Verfügung steht. Wenn die Blutzufuhr verringert wird, verschlechtern sich die Hirnfunktionen. Ältere Leute können beispielsweise darunter leiden, daß die zum Gehirn führenden Arterien zu 50 Prozent durch Verkalkung blockiert sind. Es hat sich gezeigt, daß ihr Intelligenzquotient deutlich ansteigt, wenn diese Arterienverengungen beseitigt werden und sich die Sauerstoffversorgung des Gehirns verbessert. Eine bemerkenswerte Verbesserung der intellektuellen Leistungen älterer Menschen läßt sich auch sehr schnell in speziellen Sauerstoffzelten erreichen, wo das Gehirn mit einer stärkeren Sauerstoffkonzentration versorgt wird.

Bei Operationen am Gehirn konnte man beobachten, daß das Gehirnvolumen sich mit der Atmung verändert. Es verringert sich bei der Einatmung und erhöht sich bei der Ausatmung. Bei normaler Atmung bewegt sich das Gehirn etwa 18mal pro Minute. Eine stark erhöhte Atemfrequenz kann insofern mit einer Gehirnmassage verglichen werden. Gleichzeitig wird das Gehirn besser durchblutet und mit mehr Sauerstoff versorgt, und die Abfallprodukte des Stoffwechsels werden effektiver abtransportiert. Die Kapillaren dehnen sich aus, und – von größter Bedeutung – die Zirbeldrüse und die Hypophyse werden beeinflußt.

Die Blut-Hirn-Schranke wirkt ähnlich wie ein Schleusentor, durch das bestimmte Stoffe ins Gehirn hinein und andere aus dem Gehirn herausgepumpt werden. Wie die Blut-Hirn-Schranke funktioniert, wissen wir noch nicht genau, aber es ist bekannt, daß sie das Gehirn befähigt, zwischen einer stets vorhandenen riesigen Anzahl von Hormonen auszuwählen. Wenn sich herausstellen sollte, daß die Blut-Hirn-Schranke sich von allein selektiv öffnet und schließt, würde das zu einem völlig neuen Verständnis vieler Aspekte des normalen Verhaltens führen. Der sexuelle Orgasmus könnte beispielsweise dadurch zustande kommen, daß sich die Kapillaren im Gehirn vorübergehend öffnen und den Glückshormonen erlauben, in das Gehirn überzutreten. Das Fluten des Gehirns als Folge der erhöhten Atemfrequenz (etwa während einer Rebirthing-Sitzung) kann zu einem ähnlichen Effekt führen. Depressionen dagegen könnten dadurch entstehen, daß dieser Mechanismus nicht richtig funktioniert, so daß die Glückshormone nicht ins Gehirn gelangen.

Eine östliche Erklärung der Körperfunktionen

Die Vorstellungen der westlichen Anatomie und Physiologie sind ursprünglich das Ergebnis von Beobachtungen, die bei Leichensektionen gemacht wurden. Sie basieren auf der Vorstellung, daß es eine Trennung zwischen Körper und Seele gibt, was zu der Schlußfolgerung führt, daß der Körper nur äußerlich untersucht werden kann. Die Physiologie des Körpers wird auf beobachtbare Phänomene beschränkt.

Die östliche Beschreibung der Körperfunktionen basiert dagegen gleichermaßen auf objektiven Untersuchungen und subjektiven Erfahrungen, die in Zuständen der Bewußtseinserweiterung gesammelt wurden. Insofern schließt die östliche Physiologie eine subjektive Dimension des Körpers ein und beruft sich nicht nur auf die Untersuchung der inneren Organe.

Die östlichen Schulen unterscheiden sich nur geringfügig in ihrer Beschreibung der Körperfunktionen. Ich beziehe mich im folgenden auf die indische Yoga-Lehre.

Während die westlichen Lehrmeinungen nur geistige und körperliche Funktionen kennen, geht die indische Yoga-Theorie von fünf unterschiedlichen Ebenen aus:

– dem physischen Körper
– dem Energie- oder Prana-Körper
– dem Geistkörper
– dem intuitiven Geistkörper
– dem Körper der Glückseligkeit

Mit dieser Struktur will man deutlich machen, daß der Körper fähig ist, Prana (Lebensenergie) aufzunehmen. In der Luft, in der Nahrung und in den Flüssigkeiten, die der Körper braucht, gibt es eine lebenspendende Essenz, die wir aufnehmen und ohne die wir nicht existieren können. Damit wir die lebenspendende Substanz aus der Luft ganz aufnehmen können, müssen wir optimal atmen und uns dabei so weit entspannen, daß alle fünf Körper offen und empfänglich bleiben. Dies wird als »innere Atmung« bezeichnet. Es ist genau diese optimale Atmung, die Körper und Seele belebt und erneuert. Indem man die Körperfunktionen durch besondere Reinigungsübungen verbessert, kann man die Fähigkeit zur inneren Atmung weiter ausbauen. Dies hat einen verjüngenden Effekt und verhilft den Kundalini-Kräften zum Erwachen.

Der Körper ist von einem magnetischen Energiefeld, der Aura, umgeben, die von unserer physischen und geistigen Befindlichkeit beeinflußt wird. Man kann sie mit dem Charakter oder der Persönlichkeit eines Menschen vergleichen. Eine ihrer Aufgaben besteht darin, den Körper mit der Energie zu versorgen, die die Sonne als elektromagnetische Strahlung in der Luft hinterläßt.

Abgesehen von den Kreislaufsystemen, die die westliche Wissenschaft kennt, ist der Körper mit einem Netzwerk von rund 72 000 Energiekanälen (im Sanskrit *nadis,* im Chinesischen *ching luo* oder Meridiane) ausgestattet. Sie transportieren die Lebensenergie (Prana) in alle Teile des Organismus. Diese Kanäle haben sieben Hauptknotenpunkte (Chakras) entlang der Wirbelsäule, von der Basis bis zum Scheitelpunkt des Kopfes. Die Lage der Chakras entspricht den wichtigsten inneren Organen und bestimmten Nervenzentren. Es gibt unterschiedliche Theorien über die Anzahl der Chakras. Die Yoga-Lehre nennt sieben, die tibetische Lehre faßt die oberen Chakras zusammen und reduziert die Anzahl dadurch auf fünf. Ein Chakra kann als Energiewirbel beschrieben werden. Der Energiefluß in den verschiedenen Chakras verursacht einen gegenläufigen Energiefluß, die Aura. Jedes Chakra schwingt in einer bestimmten Frequenz, die sich in der menschlichen Psyche widerspiegelt und als Bewußtseinsniveau erlebt wird. Wenn die Energie in den Chakras ausgeglichen ist, spiegelt sich das in einer ausgeglichenen Psyche.

Das unterste Chakra an der Basis der Wirbelsäule wird als das erste Chakra bezeichnet. Es repräsentiert das Bedürfnis nach körperlicher Sicherheit. Das siebte oder höchste Chakra steht für das Gefühl von Erleuchtung und kosmischer Einheit. Wenn man in einem bestimmten Chakra unausgeglichen ist, zeigt sich das im Verhalten. Beim ersten Chakra wird die betreffende Person beispielsweise sehr stark um ihre persönliche Sicherheit besorgt sein. Es ist durchaus möglich, daß ein Mensch in verschiedenen Lebensbereichen unterschiedliche Grade von Harmonie erreicht, besonders wenn er bestimmte Talente entwickelt hat.

Viele Yoga-Meister behaupten, daß die meisten Menschen heutzutage in ihren unteren Chakras unausgeglichen sind. Das erkennt man deutlich am selbstsüchtigen Streben nach materiellen Gütern und am Mangel an spiritueller Einsicht oder dem fehlenden Gespür für die Einheit des Universums. Das wiederum kann zu destruktivem Verhalten führen, das sich in Konflikten und Kriegen äußert.

Die Bezeichnungen für die Chakras richten sich nach ihren speziellen Qualitäten und ihren unterschiedlichen Auswirkungen auf die menschliche Psyche. Die folgende Beschreibung beginnt beim untersten Chakra:

1. *Muladhara* (Wurzel). Unausgeglichenheit führt dazu, daß man vor allem nach persönlicher Sicherheit strebt. Es liegt an der Basis der Wirbelsäule und entspricht dem Beckengeflecht, den Hoden und den Eierstöcken.

2. *Swadhisthana* (der eigene Platz). Unausgeglichenheit

führt zu einem übersteigerten Bedürfnis nach Vergnügungen und Sinnesfreuden. Es liegt direkt unter dem Nabel und entspricht dem hypogastrischen Nervengeflecht, den Nebennieren und den Nieren.

3. *Manipura* (Stadt der Edelsteine). Es ist mit Machtstreben verbunden. Es liegt über dem Nabel und entspricht dem Solarplexus, der Leber und der Bauchspeicheldrüse.

4. *Anahata* (flüchtiger Klang). Ein ausgewogenes Anahata-Chakra ermöglicht es, Kreativität und bedingungslose Liebe zu entwickeln. Es liegt in der Herzgegend und entspricht dem Herzgeflecht und der Thymusdrüse.

5. *Vishuddha* (Zentrum der Reinheit). Ausgewogenheit in diesem Chakra ermöglicht die Integration von Erfahrungen und die Entwicklung innerer Harmonie. Es liegt in der Halsgegend und entspricht dem Nervengeflecht im Rachen und der Schilddrüse.

6. *Ajna* (Nicht-Wissen). Ausgewogenheit im Ajna-Chakra kann Siddhi-Fähigkeiten fördern (außersinnliche Wahrnehmungen). Es liegt zwischen den Augen (das »dritte Auge«) und entspricht dem Stammhirngeflecht und der Hypophyse.

7. *Sahasrara* (Tausendblättriger Lotos). Ausgewogenheit in diesem Chakra kann alle Stufen des individuellen Bewußtseins im kosmischen Bewußtsein aufheben. Das nennt man Erleuchtung. Das Chakra liegt am Scheitelpunkt des Kopfes und entspricht dem Gehirn und der Zirbeldrüse.

7 Atmen als Therapie für körperliche Krankheiten

Rebirthing wird häufig als sehr wirkungsvolle Therapie bei körperlichen Krankheiten empfohlen. Diese Behauptung muß jedoch genauer erläutert werden, damit kein irreführendes Bild über das eigentliche Wesen der Rebirthing-Philosophie entsteht. Es ist wichtig, an dieser Stelle hervorzuheben, daß Rebirthing eine sehr wirkungsvolle Methode ist, um die Selbstheilungskräfte eines Menschen zu wecken und zu stärken. Anders ausgedrückt, es ist nicht die Technik, sondern die atmende Person, die für den Heilungsprozeß verantwortlich zeichnet. Bei der eigentlichen Idee hinter dem Rebirthing geht es darum, daß der atmende Mensch sich seiner persönlichen Verantwortung für den Heilungsprozeß bewußt wird. Deshalb ist es wichtig, die Mechanismen zu betrachten, die Krankheit verursachen, und zu erkennen, warum jemand krank wird. Solange ein Kranker nicht begreift, welche psychologischen Faktoren die Grundlage für die Entstehung seiner Krankheit bilden, kann es durchaus vorkommen, daß seine Krankheit geheilt wird und dafür gleich die nächste entsteht. Wenn wir diesen Prozeß verstehen wollen, müssen wir einen physiologischen und einen psychologischen Ansatz unterscheiden. Wir werden zunächst die körperliche Seite des Problems behandeln und dabei einen kurzen Blick auf die gegenwärtige Position der westlichen Medizin werfen, ihre Haltung zur Behandlung organischer Krankheiten betrachten und sie mit dem ganzheitlichen Ansatz in den verschiedenen medizinischen Traditionen des Ostens vergleichen.

Auch die westliche Medizin hat sich auf dem Hintergrund des mechanistischen Weltbilds entwickelt, das auf Newton, Darwin und Descartes zurückgeht. Der Mensch wurde mehr oder weniger als Maschine betrachtet, deren Teile austauschbar waren. Da die Behandlung von Krankheiten stärker im Blickpunkt stand als ihre Entstehung, wurden körperliche Beschwerden nicht mit dem inneren und äußeren Leben des jeweiligen Menschen in Verbindung gebracht. Dieser Ansatz verlangt nach ständig neuen und immer höher entwickelten Technologien, um den Körper optimal leistungsfähig zu erhalten. Transplantationen und Organspenden gelten als die höchsten medizinischen Errungenschaften. Für fast alles im Leben gibt es Medikamente. Hinter diesem vorherrschenden Trend der medizinischen Technologie finden wir ein breites Spektrum von disharmonischen Lebensbedingungen. Das moderne Leben zwingt uns in eine hektische Welt voller Streß, in der die natürliche Umwelt, die Grundlage unseres Lebens auf diesem Planeten, untergraben wird. Luftverschmutzung und Umweltzerstörung werden von einem unausgeglichenen individuellen Lebensstil begleitet: Bewegungsmangel, schlechte Ernährung und lebensbedrohliche Schadstoffbelastungen in industriell verarbeiteten Nahrungsmitteln. Das Immunsystem des Körpers verliert seine schützende Kraft, und die natürliche Fähigkeit des Menschen zur Selbstheilung und Genesung wird bedroht.

Der ganzheitliche Ansatz

Wie offensichtlich absurd dieses System ist, haben während der letzten Jahrzehnte viele Mediziner erkannt, die jetzt nach Alternativen suchen, um das menschliche Potential in Harmonie mit der Natur zu entwickeln. Solche therapeutischen Methoden basieren auf einem ganzheitlichen Ansatz, bei dem die Lebenssituation des Patienten umfassend berücksichtigt wird, bevor man eine Diagnose stellt.

Obwohl er in der westlichen Welt noch neu ist, hat man diesen ganzheitlichen medizinischen Ansatz im indischen Ayurveda (Sanskrit: *ayur* Gesundheit, *veda* Wissen) schon während der letzten 3000 Jahre praktiziert. Das grundlegende Prinzip der ayurvedischen Medizin besteht darin, daß man physische, psychische und spirituelle Gesichtspunkte gleichgewichtig berücksichtigt. Dazu kommt die Tridosha-Theorie (die drei Elemente), die eine Verbindung zwischen Mensch und Kosmos herstellt. Die drei Elemente oder Körpersäfte sind Luft, Galle und Schleim. Luft (Prana) hat unter diesen dreien eine herausragende Stellung. Prana beeinflußt alle Körperfunktionen. Dabei gibt es verschiedene Untergruppen: *apana* beeinflußt die Gegend um den After, wirkt nach unten, kontrolliert Urin und Stuhlgang, die Geschlechtsorgane usw.; *samana* in der Nabelgegend kontrolliert die Verdauung usw.; *udana* im Hals kontrolliert die Sprache usw., und *vyana* schließlich durchdringt alle Teile des Körpers.

Krankheit entsteht, wenn einer der Körpersäfte im Verhältnis zu den anderen überwiegt, und es dadurch zu einem Ungleichgewicht kommt. Ayurvedische Behandlungen beinhalten oft Ratschläge zur Ernährung und Lebensführung sowie verschiedene Reinigungsübungen wie Yoga und Atemübungen.

In der traditionellen chinesischen Medizin haben die Ärzte nicht nur die Aufgabe, den Patienten von Krankheiten zu heilen, sondern auch, ihn gesund zu erhalten. In den alten Zeiten wurden die Ärzte nur bezahlt, solange der »Patient« gesund blieb; wenn jemand krank wurde, hatte der Arzt versagt. Würde man diese Vorstellung auf die westliche Medizin übertragen, könnte sie erhebliche Fortschritte in der Gesundheitsfürsorge bewirken. In der heutigen Situation würden die Ärzte arbeitslos, wenn alle Menschen gesund wären. In diesem Sinne gibt es für Ärzte einen Anreiz, sich mit kranken Menschen zu umgeben. (Was das bedeutet, wird weiter in Teil III erörtert.)

In der traditionellen chinesischen Theorie wird Krankheit als Ungleichgewicht zwischen Körper und Seele beschrieben. Die Yin- und Yang-Kräfte im Körper sind nicht ausgeglichen (siehe Teil IV). Zur Diagnose kommt man durch ein hochentwickeltes System von Puls- und Urinuntersuchungen. Die Behandlung besteht, wie in der ayurvedischen Medizin, aus Atemübungen, Akupunktur und Ratschlägen zu Ernährung und Lebensführung. Alles zielt darauf ab, das körperliche Gleichgewicht wiederherzustellen.

Die traditionelle tibetische Medizin macht keinen wirklichen Unterschied zwischen Religion und Medizin. Statt dessen differenziert sie zwischen drei verschiedenen Aspekten der menschlichen Existenz auf der Erde: Dharma repräsentiert den religiösen Aspekt des menschlichen Lebens; Tantra steht für die verschiedenen körperlichen und geistigen Reinigungsprozesse, die Medizin gehört zum somatischen oder körperlichen Aspekt des Lebens.

Diese traditionellen Medizinsysteme sind in ihren jeweiligen Ländern wieder zu neuem Ansehen gelangt. Sie waren für eine Weile aus dem Blickfeld geraten, weil sie der westlichen Medizin unterlegen sind, wenn es darum geht, bei bestimmten Krankheiten eine sofort wirksame Therapie einzuleiten. Genau darauf ist die westliche Medizin besonders stolz. In jüngerer Zeit dienen die traditionellen Medizinsysteme aber auch im Westen als Modell für einen ganzheitlichen Ansatz.

Viele westliche Ärzte haben begonnen, diese traditionellen medizinischen Lehren zu studieren, und versucht, sie mit der westlichen Medizin zu vereinen. Ein Ergebnis besteht darin, daß die Akupunktur als wirkungsvolle Behandlungsmethode Anerkennung fand. Yoga und Meditation werden Patienten empfohlen, die unter Streß leiden. Man hat die heilende Wirkung der Farben erkannt und nutzt dieses Wissen bei der Innenausstattung von Krankenhäusern. Musik, Autosuggestion, Entspannung, Meditation und Visualisierung werden eingesetzt, um Heilungsprozesse bei verschiedenen Krankheiten zu unterstützen. Krebspatienten im Endstadium beispielsweise profitieren besonders von solchen Behandlungen.

In einigen Fällen wurde ein psychologischer Heilungsprozeß eingeleitet, während der Patient noch in der Narkose lag. Der Arzt erklärte dem Patienten während der Operation, daß sein Körper die Fähigkeit zur Selbstheilung hat. Man stellte fest, daß der Patient diese Mitteilung während der Operation unbewußt registrieren und später unter Hypnose darüber berichten konnte. Die Mitteilung wurde im Gehirn abgespeichert, ohne daß sie zuvor ins Bewußtsein gelangt war. Die körperlichen Auswirkungen können in diesem Fall stärker sein, als wenn die Person das Gesagte bei vollem Bewußtsein hört. Bei Patienten, die auf diese Weise in der Narkose positiv beeinflußt wurden, verlief die Heilung schneller und unkomplizierter.

Eine persönliche Erfahrung
Ich hatte bisher nur einmal in meinem Leben eine Vollnarkose. Nach der Operation, die an sich völlig unkompliziert war, hatte ich das unangenehme Gefühl, ich hätte mein Gedächtnis verloren. In meinem Leben schien es eine Lücke zu geben, die mich irgendwie beunruhigte. Es war ein Gefühl der Verwirrung, das ich nicht loswerden konnte. Einige Monate später erlebte ich während einer Atemsitzung eine traumähnliche Bildersequenz, in der ich wieder auf dem Operationstisch lag. Völlig losgelöst sah und hörte ich, was um mich herum passierte. Nichts davon war besonders dramatisch, aber anschließend war das Gefühl der Erinnerungslücke vollständig verschwunden.

Geburtskliniken

Auch im Bereich der Geburt haben sich die Einstellungen der Medizin in den letzten Jahren erheblich geändert. Dieser Prozeß ist eng verbunden mit dem wachsenden Verständnis für die Bedeutung von Eindrücken aus der frühesten Lebensphase. Diese veränderte Einstellung zeigte sich zuerst bei Otto Rank (1929), wurde jedoch am stärksten von neueren Therapie-Richtungen beeinflußt, die eine Regression bis zur Geburt oder nach noch früher Zeit ermöglichen (Rebirthing gehört mit dazu). Diese Therapien geben erwachsenen Menschen die Chance, ihr Geburtstrauma noch einmal zu erleben (siehe Teil III).

Ein Bestandteil der veränderten Einstellung zur Geburt ist der Trend weg vom Modell der »kranken Mutter in der Klinik« und hin zu einem Modell, das die Mutter unterstützt und die natürlichen Abläufe wieder in den Mittelpunkt stellt. Viele Geburtskliniken lehren heute spezielle Atemtechniken, statt Medikamente zu verabreichen. Das hat erfreulicherweise dazu geführt, daß der Teufelskreis von Angst-Schmerz-Komplikationen durchbrochen werden konnte. Viele Mütter werden außerdem ermutigt, während der Wehen unterschiedliche Stellungen einzunehmen (so lange wie möglich herumzugehen, sich hinzuhocken oder sich beispielsweise während der Austreibungsphase auf Hände und Knie zu stützen). Diese Stellungen basieren oft auf alten Traditionen, die den natürlichen Kontakt zwischen Mutter und Kind begünstigen.

Viele Geburtskliniken in Schweden haben sich mittlerweile in Hotels verwandelt, wo die ganze Familie in einer häuslichen Umgebung zusammenbleiben kann. Die bevorstehende Geburt wird mit der Familie diskutiert, und alles wird wunschgemäß eingerichtet. Oft kann die Familie schon am nächsten Tag wieder nach Hause gehen. Die Betreuung nach der Geburt übernimmt eine Hebamme, die Hausbesuche macht, solange es nötig ist. Bei Frühgeburten rät man der Mutter, mit ihrem Baby im Krankenhaus zu bleiben. Das

Kind muß nicht im Brutkasten liegen, sondern die Mutter kann es in engem Körperkontakt mit sich herumtragen. Diese Methode wurde Jahrtausende lang in Südamerika praktiziert. Sie ist für Mutter und Kind gleichermaßen gut, denn sie sorgt dafür, daß beide von Anfang an eine enge Verbindung haben.

Die beste Vorbereitung auf Schwangerschaft und Geburt besteht jedoch darin, daß die Frau ihre eigenen negativen Geburtserlebnisse verarbeitet. Rebirthing wird schwangeren Frauen oft als Geburtsvorbereitung empfohlen. Je besser die Mutter ihre Offenheit während der Geburt bewahren kann, desto natürlicher wird der Prozeß verlaufen. Nach der Geburt können Mutter und Kind beide vom Rebirthing der Mutter profitieren. Ein kleines Kind ist sehr empfänglich für die Gefühle der Mutter, die es sofort mit Verhaltensänderungen beantwortet. Vor allem beim ersten Kind entstehen eine Menge Probleme, weil das Kind darauf reagiert, wenn die Mutter Schwierigkeiten hat, mit der neuen Lebenssituation zurechtzukommen. Wenn die Mutter eine Chance hat, ihren Streß in einer Rebirthing-Sitzung abzubauen, wird das Kind daraufhin meist ruhiger. Die Mutter kann ihr Baby während der Rebirthing-Sitzung bei sich haben. Die meisten Kinder schlafen ein oder verhalten sich in dieser Situation zumindest sehr still.

Für viele Hebammen und andere Mitarbeiterinnen und Mitarbeiter in den Kliniken ist Rebirthing ebenfalls von Vorteil. Jedesmal, wenn sie einer Frau bei der Entbindung helfen, werden bei ihnen automatisch Streßreaktionen ausgelöst, die mit ihrer eigenen Geburt zu tun haben. Indem sie sich dieser Phänomene bewußt sind und ihre eigenen Geburts-

erlebnisse verarbeiten, können die Mitglieder des Kranken-
hauspersonals die Belastungen, mit denen ihre Arbeit verbunden ist, deutlich reduzieren. Sie berichten außerdem,
daß sie dann wesentlich besser in der Lage sind, die Ge-
bärenden zu unterstützen und mit der Situation fertig zu
werden.

Ein psychosomatischer Ansatz

Bisher haben wir uns mit dem körperlichen Aspekt von
Krankheit beschäftigt. Um aber zu verstehen, wie Rebir-
thing organische Krankheiten wirkungsvoll heilen kann,
brauchen wir eine psychosomatische Erklärung. Sie bezieht
sich auf die zugrundeliegenden psychischen Faktoren, die
Krankheit verursachen. Wie schon erwähnt, können die
Wirkungen von Rebirthing in diesem Bereich verhindern,
daß sich die körperlichen Energiereserven erschöpfen, und
Rebirthing kann die Vitalität steigern.
Die Tatsache, daß mehr und mehr Krankheiten als psycho-
somatisch eingestuft werden, zeigt einen bemerkenswerten
Wandel in der modernen Medizin. Inzwischen gelten nicht
nur Ekzeme, Asthma, Menstruationsprobleme, Alkoholis-
mus und Magersucht als psychosomatisch, sondern auch
Herzinfarkt, Bluthochdruck und andere streßbedingte
Krankheiten, die nach den neuesten Statistiken in den USA
als epidemisch eingestuft werden. Psychosomatische
Krankheiten sind Ausdruck eines psychischen Problems,
das sich, wenn es ignoriert wird, zu einer körperlichen
Funktionsstörung weiterentwickelt. Streß oder andere psy-

chische Probleme können auf diese Weise den Gesundheits-
zustand negativ beeinflussen und am Ende zu Krankheiten
führen. Psychosomatische Krankheiten entstehen dadurch,
daß sich das System durch zunehmende Muskelspannung,
erhöhten Blutdruck, Herzklopfen usw. erschöpft.

Gleichwohl gibt es jedoch Unterschiede in der Einstellung
zu physiologischen Problemen. Bei einem psychologischen
Problem meinen wir oft, es könnte (oder sollte sogar) ignoriert werden, weil es schwierig erscheint, die Zeit, das Geld
und die sozialen Veränderungen zu rechtfertigen, die nötig
sind, um dem Problem beizukommen. Körperliche Krankheit empfinden wir als bedrohlicher, und die Behandlung
wird unabhängig von den Kosten oft für unumgänglich
gehalten.

> »Aufgrund sozialer oder kultureller Prägung halten die
> Menschen es oft für unmöglich, belastende Probleme auf
> gesunde Weise zu lösen, und wählen deshalb – bewußt
> oder unbewußt – die Krankheit als Ausweg.«
>
> *Carl Simonton im Interview mit Fritjof Capra (1988)*

Es ist wichtig, psychosomatische Krankheiten von anderen
zu unterscheiden. Streßbedingte Beschwerden können auch
bei lebenslänglicher Behandlung nicht geheilt werden,
wenn man sich nicht angemessen mit der zugrundeliegenden Ursache beschäftigt. Wenn man andererseits den Streß,
der eine bestimmte Krankheit verursacht, früh genug erkennt und sich damit auseinandersetzt, kann diese Krankheit geheilt werden, bevor sie sich im Endstadium manifestiert. Vor allem im Arbeitsbereich wird mittlerweile inten-

siv erforscht, wie man unnötigen Streß vermeiden kann. Die moderne Medizin könnte den ganzheitlichen Ansatz hier stärker berücksichtigen und ihre Behandlungen flexibler gestalten.

»Es gibt einen Weg, unseren Organismus von Schmerzen zu befreien, und dazu brauchen wir keine Chirurgie. Chronische Schmerzen sind gleichbedeutend mit unterdrückten Gefühlen und unterbrochenen Funktionskreisen. Man kann das Problem lösen, indem man die Gefühle zuläßt und die Verbindungen wiederherstellt. Wenn wir Gefühle zulassen, finden wir zur Einheit zurück, und die Funktionskreise können sich wieder aufeinander abstimmen, wir werden physisch und psychisch im wahrsten Sinne des Wortes wieder lebendig. Auf diese Weise können wir den Tod überwinden, den Tod unserer Gefühle, durch den das Leben nicht mehr lebenswert scheint, und den Tod unseres Körpers, der all seine Energie im Kampf gegen die Schmerzen verbraucht hat.«

Janov/Holden (1975)

Es gibt für alle Körperfunktionen ein optimales Niveau, auf dem das System sich im Gleichgewicht befindet und der Organismus mit geringstem Aufwand die bestmögliche Leistung erbringt. Die Gehirnwellen zeigen mit ihrer Amplitude an, auf welcher Ebene das Gehirn arbeitet. Wird dabei ein bestimmtes Maß überschritten, so trifft die Überlast nicht nur das Gehirn, sondern auch alle anderen Körperfunktionen, die vom Gehirn gesteuert werden.

Streß ist eine Funktionsstörung, eine Erhöhung der Stoff-

wechselaktivitäten, die durch ein gesteigertes Energieniveau, Temperatur- und Blutdruckerhöhung verursacht
wird und mit Muskelverspannungen einhergeht. In einigen
Fällen können sogar weite Bereiche des Körpers blockiert
oder betäubt sein. Das Herz muß unter Streß mehr arbeiten
und der Puls wird schneller. Bei Routineuntersuchungen
sind die erhöhten Werte meist nicht alarmierend, aber allmählich erreicht der Organismus doch einen kritischen
Punkt, an dem sich Symptome manifestieren. Die statisti-
sche Auswertung regelmäßiger medizinischer Untersuchungen zeigt, daß es bei der Bevölkerung eine allgemeine
Tendenz zu chronischer Erhöhung der Herz- und Pulswerte
gibt. Das führt uns zu der Feststellung, daß der weitverbreitete Streß die durchschnittliche Lebenszeit verkürzen kann.
Der Streß wird weiter zunehmen, solange die belastenden
Gefühle blockiert sind und im Körper gespeichert bleiben.
Wenn wir von blockierten Erinnerungen sprechen, dann ist
das nicht nur im übertragenen Sinn gemeint. Es handelt
sich buchstäblich um eine permanente Anspannung der
Muskeln in bestimmten Bereichen des Körpers. Dadurch
werden die normalen Kreislauffunktionen eingeschränkt,
und das wiederum behindert die Ausscheidung der Abfallprodukte des Stoffwechsels und den Transport von Baustof-
fen für die Zellerneuerung. Ein Teil der Energieströme im
Körper wird verbraucht, um die blockierten Erinnerungen
auf der unbewußten Ebene zu halten (siehe Teil III). Solange
wir jung sind, scheint der Körper über diese zusätzliche
Energie zu verfügen. Wenn aber die Zahl der negativen Erlebnisse im Laufe der Jahre größer wird, läßt der Energie-
vorrat des Körpers in dem Maße nach, wie die Last wächst,

die unterdrückt werden muß. Das kann zu einer Überproduktion von Hormonen führen, und wir verschwenden Lebensenergie, um die Hormonproduktion, die Muskelspannung und den Druck auf die Organe aufrecht zu erhalten, die Kreislauffunktionen weiter zu blockieren und zu verhindern, daß ausreichend Körperflüssigkeiten abgesondert werden. All das zehrt am Körper, läßt den Menschen altern und alle potentiellen Energien verkümmern. Ein zusätzlicher Streßeffekt wird dadurch verursacht, daß wir die unterdrückten Gefühle als unbestimmtes Verlangen mißinterpretieren. Das führt oft zu schlechten Angewohnheiten: Wir essen zuviel, trinken zuviel Alkohol oder rauchen zuviel.

Wie schon gesagt, hat Rebirthing positive Auswirkungen auf viele psychosomatische Krankheiten, besonders bei Beschwerden des Atemapparats. Die Entspannung des Atemapparats erhöht die Lungenkapazität, was für sich allein schon ein positiver Effekt ist. Bewußtes Atmen verringert aber auch den Energiebedarf und die Muskelspannung im ganzen Körper und unterstützt den Blutkreislauf, was wesentlich ist, um die zuvor blockierten Bereiche zu heilen. Nachdem die blockierten Erinnerungen aufgelöst und in das Bewußtsein integriert worden sind, ändert sich auch die psychische Einstellung. Wachsende Selbsterkenntnis kann dazu führen, daß man frühzeitig therapeutische Hilfe bei seelischen Problemen sucht, bevor sie sich in Gestalt körperlicher Krankheiten manifestieren.

Krebs

Die Vorstellungen über die Entstehung von Krebs haben sich in den letzten Jahren ebenfalls geändert. Zwar hat man schon seit mehreren hundert Jahren einen Zusammenhang zwischen Emotionen und Krebs beobachtet, aber erst vor kurzer Zeit sind einige Wissenschaftler darin übereingekommen, daß die Unterdrückung von Gefühlen, vor allem von Ärger und Trauer, sowie ein Übermaß an Streß zu Störungen des Immunsystems führen können. Es gibt auch Hinweise darauf, daß Streß ein hormonelles Ungleichgewicht auslöst. Beides zusammen führt zur Bildung abnormer Zellen. Krebs wurde als Chaos oder als Verzweiflung auf der zellulären Ebene beschrieben.

»Eines meiner Hauptziele besteht darin, die weitverbreitete Vorstellung von Krebs zu revidieren, die nicht mit den Erkenntnissen der modernen biologischen Forschung zu vereinbaren ist. Wir gehen immer davon aus, daß der Krebs ein mächtiger Eindringling ist, der von außen kommt. In Wirklichkeit ist die Krebszelle jedoch außerordentlich schwach. Sie dringt nicht von außen in den Körper ein; sie geht allem aus dem Weg und ist nicht zu einem Angriff fähig. Krebszellen sind zwar groß, aber sie sind träge und verwirrt.«

Carl Simonton im Interview mit Fritjof Capra (1988)

Viele Krebspatienten haben beschrieben, daß der Körper untrennbar mit der Seele verbunden ist und daß körperliche Krankheiten deshalb ihre Ursache und ihre Therapie auf der spirituellen Ebene finden können. Eine Journalistin hat einen sehr lebendigen Erfahrungsbericht darüber geschrieben, wie es ihr selbst bei ihrer Krebsdiagnose, ihrem Kampf gegen die Krankheit und ihrer Auseinandersetzung mit der neuen Lebenssituation ergangen ist:

»Krebs zu haben ist so, als wäre man schwanger mit einem Monster, das abgetrieben werden muß. Deshalb tut es weh, den Krebs loszuwerden. Meines Erachtens kannst du dich dabei nicht auf eine einzige Lehrmeinung verlassen oder darauf hoffen, daß die alternative Medizin dich heilt. Alles, was hilft, tut auch weh. Es ist ein unglaublicher Kampf. Ich habe nie zuvor eine so enge Verbindung zwischen Körper und Seele erlebt. Wenn du Schmerzen in deiner Seele hast, dann wirst du allmählich alle seelischen Disharmonien in Form von Tumorzellen ausdrücken. Du kannst den Krebs nicht loswerden, ohne gleichzeitig auch irgendwie mit deiner Seele ins reine zu kommen.«

Damernas Värld, The Diary of Barbro Lindström (1987)

Die Untersuchungen, die Carl und Stephanie Simonton in den USA über kreatives Visualisieren und Krankheit durchgeführt haben, zeigen einige Gemeinsamkeiten im psychologischen Hintergrund von Krebspatienten:

– Ärger und die Unfähigkeit zu vergessen,
– die Tendenz zum Selbstmitleid,
– mangelnde Fähigkeiten, sinnvolle und dauerhafte Verbindungen einzugehen,
– ein sehr geringes Selbstwertgefühl,

- eine grundlegende Lebensfeindlichkeit,
- Verlust von engen Freunden oder Verwandten sechs bis achtzehn Monate vor der Diagnose.

»Auf der biologischen Ebene ist Krebs das Gegenteil von Integration; wir finden statt dessen nur Bruchstücke. Jemand denkt zum Beispiel, er sei nicht liebenswert, und er wird dieses Bruchstück seiner Kindheitserfahrungen ein Leben lang als seine Identität mit sich herumschleppen. Und dann setzt er enorme Energien ein, um diese Identität zu verwirklichen. Oft gestalten Menschen ihre gesamte Realität um ein Selbstbild herum, das von einem solchen Bruchstück geprägt ist.«

Carl Simonton im Interview mit Fritjof Capra (1988)

Es gibt Studien, die zeigen, daß die charakteristischen Züge von Krebspatienten und von potentiellen Selbstmördern fast identisch sind. Eine direkte psychische Ursache von Krebs ist die Unfähigkeit, bestimmte negative Erfahrungen zu integrieren. Wenn man die Zeichnungen von potentiellen Krebspatienten analysiert, kann man vorhersagen, in welchem Teil des Körpers der Krebs ausbrechen wird. Sogar Bluthochdruck, der sich statistisch als Krebsursache erwiesen hat, kann seinen Ursprung in solchen bruchstückhaften Kindheitserlebnissen haben. Darmkrebs, der die höchste Korrelation mit Bluthochdruck aufweist, spielt sich in einem Körperteil ab, der schmerzhafte Erinnerungen aus den frühesten Lebensphasen speichern kann. Zu diesen Erinnerungen haben wir gewöhnlich keinen bewußten Zugang, da die körperlichen Eindrücke zu einer Zeit entstanden sind, als das Gehirn noch nicht genügend entwickelt war, um davon beeinflußt zu werden. Die Erfahrungen sind als Körpererinnerungen gespeichert (und drücken sich in erhöhter Spannung oder als Funktionsstörungen aus), besonders in den inneren Organen, die früher als das Gehirn voll entwickelt waren.

Einige der neueren Tiefentherapien haben deshalb versucht, sowohl die physiologischen als auch die psychologischen Ursachen zu behandeln. In einem Therapieprogramm, das von Stanislav Grof in den siebziger Jahren entwickelt wurde, bekamen die Krebspatienten in der Endphase ihrer Krankheit LSD (Grof, 1977). LSD wurde ursprünglich benutzt, weil es hilft, das Verteidigungssystem des Körpers zu durchbrechen. In diesen Sitzungen konnten viele von Grofs Patienten traumatische Erinnerungen auflösen, die aus verschiedenen Lebensphasen stammten. Im Hinblick auf ihre Geburt berichteten sie oft über starke Gefühle der »Ausweglosigkeit«, und ihr Leben erschien ihnen trotz vieler Chancen sinnlos. Sie beschrieben, wie starke negative Energien durch ihren Körper strömten, die sich während der Drogenbehandlung auflösten. Mehreren Patienten hat die Drogenbehandlung wenigstens vorübergehend zu einer besseren körperlichen Verfassung verholfen. Später hat Grof die Drogenbehandlung durch die Holotrope Atemtherapie ersetzt, die er auf der Grundlage von Verhaltensmustern entwickelte, die er bei den Patienten während der Drogenbehandlungen beobachtet hatte. Im Mittelpunkt standen dabei insbesondere veränderte Atemmuster und der Einfluß von Musik. Das Atmen wirkte ähnlich wie LSD, aber ohne dessen Nebenwirkungen.

Atmen und Langlebigkeit

Das Gehirn galt früher als ein Organ, das im Laufe des Lebens unwiderruflich altert. Über körperliche Alterungsprozesse gibt es gegenwärtig unterschiedliche Auffassungen in der Medizin. Die ursprüngliche Theorie der Degeneration des Gehirns hat sich inzwischen als falsch erwiesen. Eine neuere Theorie geht davon aus, daß die evolutionär älteren, inneren Teile des Gehirns als erste zu altern beginnen. Der Neocortex dagegen (der äußere Bereich) altert sehr langsam, so daß die intellektuelle Leistungsfähigkeit selbst bei Menschen, die über hundert Jahre alt sind, weitgehend intakt bleiben kann. Das Altern des Gehirns muß deshalb eine Folge unserer Erziehung sein und nicht ein natürlicher Prozeß. Manche Wissenschaftler glauben, daß Neurosen die Hauptschuldigen sind. Je schwerer die Neurose, desto kürzer die Lebenszeit. Aber weder die Neurose noch das Altern gehören untrennbar zur modernen Existenz. Körperlicher und seelischer Schmerz oder Streß, so behauptet Janov (1975), lösen massive Strukturveränderungen im Gehirn aus. Dieses Chaos führt zu einer Trennung zwischen Fühlen und Denken.

»Ich glaube, daß es einen Weg gibt, den Alterungsprozeß zu verlangsamen. Wir können die katastrophalen Krankheiten verringern, die diesen Prozeß beschleunigen, und wir können unsere Chancen, länger zu leben, als wir es je für möglich gehalten hätten, deutlich verbessern. Außerdem glaube ich, daß die Langlebigkeit des Menschen bisher erheblich unterschätzt worden ist. Ich denke, der Durchschnittsmensch sollte heute, selbst unter äußerem Streß, über hundert Jahre alt werden.«

Janov/Holden (1975)

Leonard Orr hat sich mit der Frage nach der menschlichen Lebenszeit ausführlicher beschäftigt. Er hat sogar versucht, den Weg zur physischen Unsterblichkeit zu finden. Ausgehend von dem Gedanken, daß die Grenzen des menschlichen Potentials erst noch ausgelotet werden müssen, glaubt er, daß eines Tages jeder einzelne über den Zeitpunkt seines Todes selbst wird entscheiden können.

Aber nicht nur Leonard Orr hat versucht, den Weg zur physischen Unsterblichkeit zu finden. Tatsächlich ist die Frage der Lebensverlängerung eine wichtige medizinische Forschungsrichtung in den USA, und es werden enorme Summen ausgegeben, um die Faktoren zu untersuchen, die dem Altern zugrunde liegen. Diese Forschung wird unter anderem deshalb mit so viel Nachdruck betrieben, weil die Lebensspanne des Durchschnitts-Amerikaners ständig wächst. Die Tatsache, daß so viele Leute ein fortgeschrittenes Alter erreichen, stellt für die medizinischen Einrichtungen eine erhebliche Belastung dar, unter der das Gesundheitssystem in den USA zusammenzubrechen droht. Wenn man den Schlüssel zu den Alterungsprozessen findet, so hoffen die Wissenschaftler nun, dann wird man die Menschen auch länger bei guter Gesundheit halten können, und das würde die medizinischen Einrichtungen wieder entlasten.

Das Konzept der physischen Unsterblichkeit wird beim Rebirthing häufig benutzt, vor allem in Affirmationen oder bei mentalen Techniken (siehe Teil III), die darauf abzielen, unbewußte Gedanken über den Tod und die Angst vor dem Sterben bewußt zu machen.

»Selbst wenn der Tod unvermeidlich ist, schadet es nichts, wenn du an die physische Unsterblichkeit glaubst. Wenn du dann trotzdem stirbst, ist es gleichgültig, was du über die Unsterblichkeit gedacht hast. Also kannst du auch genauso gut daran glauben; dieser Glaube kann sich praktisch so auswirken, daß du dich gut und phantastisch fühlst, solange du lebst. Wenn du die Vorstellung von der Unvermeidbarkeit des Todes aufgibst, wirst du einen enormen Unterschied feststellen.«

Leonard Orr, Interview (1989)

Die Todessehnsucht, das unbewußte Verlangen eines Menschen nach dem Tod als letztem Ausweg, wenn die Schmerzen zu stark werden, ist ein anderes Konzept, das Orr benutzt. Menschen, die zuviel Schmerzen erleiden müssen, könnten den Tod als Erlösung ansehen. Wenn dieses Gefühl zu intensiv wird, kann es einen unauslöschlichen Eindruck hinterlassen und dazu führen, daß der betreffende Mensch beginnt, sich selbstzerstörerisch zu verhalten. Wenn jemand mit seiner Todessehnsucht in Kontakt kommt, hinterläßt sie einen starken psychischen Eindruck, und sie öffnet das Bewußtsein möglicherweise für transpersonale Erfahrungen im Sinne einer Bewußtseinserweiterung (siehe Seite 222 bis 225).

III Die Psychologie des Atmens

8 Rebirthing als psychotherapeutische Technik

> »Wenn es einen ›Königsweg‹ (zum Unbewußten) gibt, dann könnte er in tiefer Atmung bestehen. Die Techniken der tiefen Atmung können, in Kombination mit anderen Methoden, manchen Patienten dabei helfen, daß sie den Schmerzen in ihrem Körper nicht mehr soviel Macht geben.«
>
> *Janov (1973)*

Rebirthing als solches ist keine Psychotherapie, aber wie andere Methoden des Atmens auch, wird es als psychotherapeutische Technik eingesetzt. Rebirthing wirkt als Reinigungsprozeß auf Körper und Seele und sorgt dafür, daß alles verschwindet, was den natürlichen Fluß im Körper blokkiert. Dadurch können Verletzungen integriert und aufgelöst werden. Insofern ist es nicht nur wichtig, daß der Therapeut kompetent genug ist, das Atmen zu leiten, sondern er oder sie sollte auch eine Umgebung von Vertrauen und Zuversicht schaffen und qualifiziert mit den psychischen Problemen umgehen können, die im Verlauf des Prozesses möglicherweise auftreten.

Eine persönliche Erfahrung
Während meiner ersten Rebirthing-Sitzungen fiel es mir sehr schwer, still zu liegen, während ich atmete. Sobald der Energiekreislauf anfing, begann mein Kopf, sich von einer Seite zur anderen zu werfen. Wenn ich dem Bedürfnis, mich zu bewegen, auch nur im geringsten nachgab, führte das

fast augenblicklich zu dem Verlangen, so stark ich konnte, um mich zu treten. Schließlich wurde ich bei einer solchen Gelegenheit ermutigt, einfach meinen Gefühlen zu folgen und gar nicht mehr an das Atmen zu denken. Also begann ich, wie verrückt um mich zu treten und über den Boden zu rollen. Fünf oder sechs Leute standen mir bei. Mit Kissen und Matratzen bewaffnet, umkreisten sie mich und drückten sich gegen mich, um mir einen Widerstand zu bieten, gegen den ich ankämpfen konnte. Aber sie schafften es nicht, mich zu halten; ich durchbrach ihre Kissenwand und wirbelte durch den Raum, bis ich auf die Wand traf. Ich war besessen von einer überwältigenden Wut, von deren Existenz ich bisher nichts geahnt hatte.

Solche wilden Reaktionen blieben weiterhin Bestandteil meiner Rebirthing-Sitzungen, bis ich in einer Sitzung schließlich ein starkes Gefühl von Befreiung spürte. Ein Stahlband, das einen Teil von mir gefesselt hatte, schien plötzlich aufzuspringen. Von diesem Moment an wurde meine Atmung wesentlich ruhiger, und ich konnte mich besser auf die Energieerfahrungen und auf allgemeines Wohlbefinden konzentrieren.

Ich sollte an dieser Stelle erwähnen, daß die Struktur einzelner Rebirthing-Sitzungen sehr unterschiedlich ausfallen kann. Einige Therapeuten kombinieren das Atmen mit anderen Übungen, indem sie beispielsweise, wie hier, in den Ablauf eingreifen, oder sie wenden Übungen zur Harmonisierung des Körpers oder Visualisierungen an. Diese Kombination von Therapien soll den Zugang zu unbewußten Erinnerungen erleichtern. Das heißt nicht, daß es immer nützlich wäre, Rebirthing mit anderen Therapieformen zu kombinieren, aber unterschiedliche Ansätze können zu verschiedenen Zeiten bei verschiedenen Menschen sinnvoll sein. Der wesentliche Faktor besteht immer darin, daß der spontane Energiekreislauf zustande kommt – die Heilung des Atems. Das bedeutet, daß der Therapeut vielleicht zu Beginn der Sitzung eine aktive Rolle übernimmt, aber in keiner Weise eingreift, solange der Energiekreislauf stattfindet. In den ersten Sitzungen dominieren meist jene Erinnerungen, die eher an der Oberfläche des Unterbewußten liegen. Man kann zwar das Gefühl haben, in Emotionen und Erinnerungen einzutauchen, aber man ist während der ganzen Zeit wach und nimmt bewußt wahr, was passiert. Rebirthing ist gewissermaßen so, als ob man träumen würde, während man völlig wach ist. Wie im Traum ist man gleichzeitig Akteur und Zuschauer des eigenen Schauspiels. Anders als bei der Hypnose oder der Drogentherapie hängt der Erfolg einer Rebirthing-Sitzung immer davon ab, ob der Klient bereit ist, sich zu öffnen. Insofern können die Erfahrungen immer nur so tief gehen, wie man es selbst zuläßt. Man braucht vielleicht mehrere Sitzungen, um ein und dieselbe Erfahrung allmählich zu integrieren, doch dieser Prozeß führt zum Kontakt mit tiefer liegenden und schmerzhafteren Erinnerungen. Er endet oft bei Bildern aus der Kindheit, bei der Geburt oder sogar bei der Zeit im Mutterleib. Wenn die am stärksten traumatischen Lebensereignisse erst einmal verarbeitet und integriert worden sind, verlaufen die Rebirthing-Sitzungen überwiegend ruhig und undramatisch. Sie entwickeln sich zu einer Art von Meditation, die das Selbst belebt und mit neuer Energie versorgt.

»Das wichtigste Ergebnis bei der Praxis des *anapana-sati* oder der ›bewußten Atmung‹ ist die Erkenntnis, daß der Prozeß des Atmens das Bewußte mit dem Unbewußten verbindet, das Grobstoffliche mit dem Feinstofflichen, die vegetativen Funktionen mit den vom Willen gesteuerten. Nichts könnte die Natur alles Lebendigen besser ausdrücken.«

Govinda (1982)

Die Abwehrmechanismen des Körpers

Die psychotherapeutische Wirkung von Rebirthing beruht auf der Integration blockierter Erinnerungen, die einen seelischen Reinigungsprozeß darstellt. Um diesen Prozeß zu verstehen, müssen wir zunächst wissen, wie die Abwehrmechanismen des Körpers funktionieren.

Bei einem gesunden Menschen stellen Gehirn und Körperfunktionen eine Einheit dar. Man denkt, was man fühlt, und umgekehrt. Im Gehirn selbst herrscht Harmonie; die linke und die rechte Seite des Gehirns arbeiten zusammen. Wenn die Grundbedürfnisse des Körpers nicht erfüllt werden, erlebt man das als Schmerz oder Streß (sowohl psychisch als auch physisch) im Organismus. Die Erfahrung von Schmerz oder Streß ist genauso lebenswichtig wie Hunger oder Schlaf. Streß ist einfach das Signal des Körpers, das innere Gleichgewicht wiederherzustellen, nicht anders als das Zittern bei Kälte oder das Schwitzen bei Wärme. Streß kann ausgelöst werden durch Mangel an Nahrung, an Fürsorge, an liebevollem Kontakt, oder wenn andere Bedürfnisse, die für das Überleben und die Entwicklung notwendig sind, nicht erfüllt werden, besonders während der ersten Lebensjahre. Mehrere Untersuchungen an Tieren, die von ihren Müttern getrennt wurden, kommen zu dem Ergebnis, daß Mangel an Liebe und Fürsorge zu erheblichen Schäden führen kann. Tests mit Affen haben gezeigt, daß die kleinen Äffchen sogar bereit sind, eine häßliche Puppe aus Draht und Lumpen als Ersatzmutter zu akzeptieren. Ähnliche Effekte beim Verlust der Mutter wurden erst kürzlich auf traurige Weise in Berichten über rumänische Waisenkinder bestätigt.

Weil zu viel Streß zu katastrophalen Folgen führen kann, verfügt der Körper über ein hochentwickeltes Abwehrsystem dagegen. Dieses System, das das innere Gleichgewicht aufrechterhalten soll, beginnt schon bei der ersten Zellteilung, sich herauszubilden. Die ursprüngliche Abwehrreaktion des Körpers gegen Schmerzen besteht darin, sie nicht bewußt wahrzunehmen. Wenn wir körperliche Schmerzen nicht mehr ertragen können, werden wir bewußtlos. Bei psychischen Schmerzen verändert sich der Kontrolleingang zum Bewußtsein, so daß wir die Realität nicht mehr wahrnehmen. Dieser Kontrollmechanismus wirkt in zwei Richtungen. Die äußere Wirklichkeit wird der inneren Wahrheit angepaßt, und umgekehrt. Alles, was das innere System negativ beeinflussen oder schädigen könnte, wird abgeblockt, bevor es das Bewußtsein erreicht. Was für unsere Integrität zu schmerzhaft ist, nehmen wir nicht mehr bewußt zur Kenntnis. Wir können nicht mehr wahrnehmen, als unser Körper oder unsere Psyche für akzeptabel halten. Was unsere Person zu sehr bedroht, kann zur Überlastung des Bewußtseins führen und einen vollständigen körperlichen Zusammenbruch hervorrufen. Ein Mensch kann am Schock sterben.

Gedanken, die zu unangenehm sind, werden ins Unterbewußtsein verdrängt und in der rechten Gehirnhälfte gespeichert. Hier gibt es kein Zeitgefühl, und das bedeutet, daß alles, was auf diese Weise gespeichert wird, in seiner ursprünglichen Form beliebig lange, oft das ganze Leben lang, erhalten bleibt. Wenn etwas im Unterbewußtsein verdrängt wird, heißt das gleichzeitig, daß der Kontakt mit dem ursprünglichen Schmerz verlorengeht. Das heißt jedoch nicht, daß dieser Schmerz unser Verhalten nicht mehr beeinflußt, sondern nur, daß wir seine ursprüngliche Bedeutung nicht mehr kennen. Viele Menschen haben eine vage Vorstellung von verborgenen Kräften in ihrem Inneren, die sich nicht steuern lassen. Sie kommt dadurch zustande, daß das Unterbewußte tendenziell einen stärkeren Einfluß hat als normale Gedanken, weil wir es nicht mit unserem bewußten Willen steuern können. Wenn der unterbewußte Gedanke erst einmal aufgedeckt ist, heißt es oft: »Und das war wirklich schon alles?« Die erste Blockade kann zu einer gefühlsmäßigen Kettenreaktion führen – wie die Wellen, die entstehen, wenn ein Stein ins Wasser fällt. Weil der Ursprung der Erinnerung unbekannt ist, kann ihre Bedeutung immer weiter zunehmen, denn unsere Vorstellungen tendieren dazu, die Wahrnehmung zu beeinflussen, besonders, wenn sie mit Streß verbunden sind. Das kann sich häufig insofern negativ auswirken, als ein kleines Ereignis aus der Kindheit im Laufe der Jahre riesige Dimensionen annehmen und psychische Störungen verursachen kann, die erhebliche Auswirkungen auf das Leben des erwachsenen Menschen haben. Ein Beispiel dafür sind Phobien. So kann man etwa Höhenangst zu dem unangenehmen Gefühl zurückverfolgen, aus dem Mutterleib »herauszufallen«, das entsteht, wenn man mit dem Neugeborenen nicht behutsam umgeht.

Der Ursprung des Abwehrsystems

Das Abwehrsystem des Körpers stammt aus der frühesten Phase der menschlichen Entwicklung. Die wichtigste Fähigkeit der ersten menschlichen Wesen (Hominiden) bestand darin, alle Kräfte zu mobilisieren, um Angriffe von Tieren oder anderen menschlichen Wesen zu überleben. Klares, rationales Denken war wichtiger als irgendwelche Gefühle. Um einer drohenden Gefahr zu entgehen, war für eine kurze Zeit äußerste Wachsamkeit erforderlich, gleichgültig, wie stark der Körper dadurch belastet wurde. War die Gefahr vorüber, konnte der Körper wieder zur Ruhe kommen und neue Kräfte sammeln.

Das Gehirn des Höhlenmenschen mußte wachsam sein, es durfte in gefährlichen Situationen nicht zusammenbrechen, und es mußte fähig sein, die richtigen Entscheidungen zu treffen, um das Überleben zu sichern. Eine hauptsächliche Aufgabe der Abwehrmechanismen bestand darin, die Eindrücke aus der äußeren Welt auf ein innerlich akzeptables Maß zu reduzieren. Idealerweise sollten sie auf einem Niveau gehalten werden, das dem Körper jederzeit erlauben würde, optimal zu funktionieren. Würden äußere Eindrücke das Gehirn mit voller Intensität treffen, könnten sie den Menschen lähmen, oder er müßte unter dem Schock der Situation sterben. So entwickelte sich ein System, das das Bewußtsein umgeht und Informationen in Gestalt einfacher Reflexe direkt zu den verschiedenen Körperteilen schickt. Diese Abkürzungsreflexe treten auf der körperlichen Ebene beispielsweise auch dann auf, wenn jemand seine Finger von der heißen Herdplatte nimmt, noch ehe er bewußt wahrnimmt, daß er sich die Hand verbrennt.

Jede Spezies hat ihr eigenes Überlebensmuster entwickelt. Für Menschen besteht es in der Geschicklichkeit des Gehirns, neue Verhaltensformen aus früheren Erfahrungen zu entwickeln. Das Gehirn arbeitet fast wie eine Videokamera: alle Details eines Vorgangs werden aufgezeichnet und später in einer sicheren Umgebung wieder »abgespielt«. Wenn der Körper alles integriert hat, was er wissen muß, ist die Erinnerung selbst überflüssig und wird aufgelöst.

Unsere Art, die Welt zu sehen, vermittelt uns kein objektives Bild. Was die Augen registrieren und als Signale weiterleiten, wird vom Gehirn interpretiert und zu einem Bild zusammengesetzt. Was wir als »objektives Bild« empfinden, ist in Wirklichkeit eine Schlußfolgerung oder eine Konstruktion unseres Gehirns. An diesem Vorgang sind beide Seiten des Gehirns beteiligt. Geschaffen wird das Bild durch rationale, logische Schlußfolgerungen. Sie basieren auf Informationen von außen, die von den Sinneszellen registriert und mit emotionalen oder sensorischen Reaktionen auf diese Informationen kombiniert werden. Das spielt sich vor allem in der linken Gehirnhälfte ab, basiert jedoch auf Informationen aus früheren Erfahrungen, die in der rechten Gehirnhälfte gespeichert sind. Diese Bilder ergänzen allmählich das bereits vorhandene Wissen (Weisheit) auf der rechten Seite des Gehirns.

Wir dürfen nicht vergessen, daß das hauptsächliche Ziel des Abwehrsystems darin besteht, ein rationales Verhalten sicherzustellen. Jede rationale Entscheidung basiert nicht nur auf der gegenwärtigen Situation, sondern genauso auf den bewußten oder unbewußten Erinnerungen an vergleichbare frühere Situationen. Unser Bewußtsein kennt jedoch nur die bewußten Informationen. Es hat keinen Zugriff auf Erinnerungen aus dem Unterbewußtsein. Deshalb kann es bisweilen schwierig sein, die Rationalität in unserem Verhalten zu entdecken, wenn Teile der unterbewußten Information dem Bewußtsein nicht zugänglich sind. So können uns manche Handlungen irrational und unangemessen erscheinen, wenn uns das eigentliche Problem nicht mehr gegenwärtig ist. Das heißt, unser Verhalten ist zwar immer rational, aber nicht unbedingt im Hinblick auf die aktuelle Situation. Unsere Reaktionen können sowohl auf der Vergangenheit als auch auf gegenwärtigen Erfahrungen beruhen, aber nur die gegenwärtige Situation können wir bewußt verstehen.

Das sympathisch–parasympathische System

Damit der Körper jederzeit optimal funktionieren kann, braucht er zwei unterschiedliche »Arbeitsebenen« im vegetativen Nervensystem. Deshalb gibt es eine sympathische und eine parasympathische Funktion. Die erste alarmiert den Körper bei Streßsignalen, die zweite entspannt den

Körper, wenn »Gefahr vorüber« signalisiert wird. Bei einem gesunden Menschen herrscht Ausgewogenheit zwischen beiden Systemen.

Genauer gesagt, läßt das sympathische System die Alarmglocken klingen und sorgt für eine aggressive Reaktion, die Energie verbraucht. Der Körper wird mobilisiert, Pulsfrequenz und Blutdruck steigen, Urin und Streßhormone werden ausgeschieden. Diese inneren Reaktionen führen zu einem impulsiven, nach außen gerichteten Verhalten: Die Muskeln ziehen sich zusammen, die Atmung wird flach mit kurzen Atemzügen in den oberen Brustkorb. Dadurch wird verhindert, daß äußere Eindrücke allzu tief empfunden werden, denn es geht darum, die physische Kraft des Körpers zu maximieren.

Das parasympathische System fördert auf der anderen Seite eine passive, unbewegliche, energiesparende Haltung. Damit beruhigen sich Puls und Blutdruck, die Muskeln entspannen sich, die Stimme wird gesenkt und die Bewegungen werden langsamer (wie im Schlaf oder in tiefer Entspannung). Da die Muskelspannung sich verringert, wird die Atmung tiefer und offener. Der Körper öffnet sich, was den Kreislauf unterstützt. Das ist auch ein Signal für das Gehirn, den »Abspiel-Mechanismus« für die Verarbeitung und Integration von Eindrücken zu starten.

Die Entwicklung des Abwehrsystems

Weil der Mensch ohne sein Gehirn nicht überleben kann, muß es vom ersten Tag an geschützt werden. Obwohl neugeborene Babys noch nicht sprechen können, um ihre Gedanken auszudrücken, sind die zentralen Bereiche des Körpers und des Gehirns so weit entwickelt, daß sie schon jetzt beginnen, Erinnerungen zu blockieren und zu speichern. In diesem Stadium handelt es sich jedoch um Körpererinnerungen, also Erinnerungen an körperliche Reaktionen, beispielsweise Unbehagen durch Hunger oder Befriedigung, wenn die weiche Brust mit köstlicher Milch gefüllt ist. Bestimmte Bereiche des Gehirns brauchen mehrere Jahre, um sich voll zu entwickeln, aber die Eingangskontrolle zum Schutz gegen Reize, die zu schmerzhaft sind, entwickelt sich parallel zu verschiedenen Körperfunktionen vom ersten Lebenstag an. Wenn das Kind wächst und aus eigener Kraft überleben kann, braucht das Gehirn immer weniger Schutz. Das Kind lernt, seinen Körper zu kontrollieren und Gefahren in seiner Umwelt zu erkennen. Deshalb verändern sich die Mechanismen der Eingangskontrolle entsprechend dem körperlichen Entwicklungsstand. Janov (1975) unterscheidet drei Hauptstadien:

Die körperlichen Funktionen

Der erste Streß, den das Neugeborene erlebt, hat mit körperlichen Bedürfnissen zu tun. Weil das Gehirn noch nicht voll entwickelt ist, kann es die Eindrücke noch nicht ausreichend integrieren. Das führt zu schwersten inneren Hemmungen. Da es in diesem Alter noch nicht möglich ist, zwischen verschiedenen unbefriedigten Bedürfnissen zu unterscheiden, müssen sie alle als potentiell lebensbedrohlich angesehen werden. Als zusätzliche Sicherheitsmaßnahme hat das neugeborene Baby eine niedrigere Schmerzschwelle

157

und reagiert schneller mit Blockaden als beispielsweise ein zehnjähriges Kind. Der Säugling reagiert auf jede Art von Schmerz mit ständigem Schreien, Koliken, Schlaf oder ausweichenden Bewegungen. Obwohl der Körper den Schmerz verarbeitet, wird dieser damit nicht automatisch aufgelöst. Der Schmerz bleibt in verschiedenen Körperregionen, bis er angemessen integriert wird, und er verursacht zunehmenden Streß, der später zu Krankheiten des Magens, des Dickdarms oder anderer zentraler Organe führen kann.

Die emotionalen Funktionen

Im Alter von etwa drei Jahren kann das Kind sprechen, und das Gehirn ist genug entwickelt, um jedem Schmerz eine emotionale Färbung zu geben. Die Erinnerung, daß das Kind als Neugeborenes zu lange allein gelassen wurde, kann jetzt in Worten ausgedrückt und so interpretiert werden, daß »meine Eltern sich nicht um mich kümmern«. Auf dieser Ebene bestehen die Reaktionen deshalb oft in Ausbrüchen von Ärger oder anderen extremen Gefühlen.

Die kognitiven Funktionen

Im Alter von sechs Jahren kann das Gehirn zwischen zahlreichen Gefühlen unterscheiden und sie bis zu einem gewissen Grad auch verstehen. Das Kind kann Erfahrungen sinnvoll miteinander verknüpfen. Deshalb gelangen solche Blockaden wie Rationalisierungen und Fehlinterpretationen in Bereiche des Gehirns, die das Bewußtsein betreffen. Was immer noch zu schmerzhaft ist, wird blockiert. So kann beispielsweise die Erinnerung, daß man von den Eltern nicht genug Aufmerksamkeit bekommen hat, ein Ventil in symbolischen Ersatzformen finden. Das kann bedeuten, daß das Kind sich in seinem Verhalten ganz nach den Wünschen der Eltern richtet. Diese Rationalisierungen können so weit verinnerlicht werden, daß der betreffende Mensch überzeugt ist, seine symbolische Welt wäre die wirkliche Welt. Er stellt die Wirklichkeit dann völlig auf den Kopf: Seine Eltern waren ausgesprochen fürsorglich, und seine Kindheit war glücklich. Ein solcher Mensch existiert symbolisch in seinem Kopf, abgeschnitten von der Realität, statt die eigenen Gefühle und körperlichen Bedürfnisse wahrzunehmen.

Integration

Die Abwehrmechanismen des Körpers waren sinnvoll und angemessen, solange Streß durch bestimmte äußere Erlebnisse verursacht wurde. Dabei gab es einen klaren Auslöser (ein wildes Tier erschien auf der Bildfläche) und ein klares Ende (die Rückkehr in die Sicherheit der Höhle). Das Gehirn ist jedoch nicht in der Lage, zwischen einer realen körperlichen Gefahr und einer vorgestellten psychischen Gefahr zu unterscheiden. In beiden Fällen laufen dieselben Reaktionen ab, und das Gehirn weiß nicht, daß eine Gefahr nur in der eigenen Vorstellung existiert und nichts mit der äußeren Welt zu tun hat. Wenn das Gehirn jedoch in die Lage versetzt wird, über sich selbst und seine kreativen Möglichkeiten nachzudenken (was bei bewußter Atmung oder Meditation geschieht), dann kann es lernen, den psychischen Streß als solchen zu erkennen und damit gelassener umzugehen.

Wir erfahren heute die meisten Belastungen als psychologischen Dauerstreß, der weder einen erkennbaren Anfang noch ein Ende hat. Obwohl die eigentlichen Probleme wie Arbeit, Geld oder Beziehungen eher abstrakter Natur sind, geht der Körper mit diesen sekundären Gefahren so um, als wären sie lebensbedrohlich.

Doch wir brauchen immer noch einen »sicheren Platz«, um die Eindrücke zu integrieren, denn nur wenn dieser Prozeß abgeschlossen ist, kann der Körper die entsprechenden Erinnerungen aus dem Unterbewußten entlassen. Die enorme Kapazität des Gehirns, Informationen zu speichern, ist Segen und Fluch zugleich, denn wenn Erinnerungen unterdrückt werden müssen, dann kostet das den Körper viel Energie.

Das vegetative Nervensystem reagiert normalerweise auf körperliche Anzeichen von Streß oder Entspannung. Unter den richtigen Umständen, etwa wenn wir friedlich schlafen, läuft alles wie von selbst. Aber die Reaktionen können auch willentlich eingeleitet werden. Dazu kann man sich in einer sicheren Umgebung still hinlegen, den Körper und die Atmung bis zu einem gewissen Grad entspannen und so dem Körper die richtigen Signale geben, die den Integrationsvorgang auslösen.

Wenn Gefühle unterdrückt werden, um eine Überlastung des inneren Systems zu verhindern, werden sie irgendwo im Körper eingefroren und abgekapselt. Sie bleiben in genau derselben Form und Stärke an der Stelle, wo sie ursprünglich wahrgenommen wurden, gespeichert auf eine Weise, die weder von der Zeit noch von den äußeren Umständen abhängig ist. Die chemische Zusammensetzung einer bestimmten »Erinnerung« bleibt genau da stecken, wo sie zum erstenmal auf den Körper gewirkt hat.

Äußere Eindrücke können integriert werden, wenn sich die Muskelspannung löst und die chemische »Erinnerung« in die Körperflüssigkeiten übergeht. Auf diesem Weg gelangen die Informationen schließlich auch ins Bewußtsein, und nur so können die blockierten Reaktionen voll erlebt werden. Das läßt die Eingangskontrolle aber nur zu, wenn die Umstände dem Organismus akzeptabel erscheinen. Wie schon erwähnt, liegt die Schmerzschwelle in der ersten Lebensphase am niedrigsten, damit der Organismus maximal geschützt wird, bis das Kind aus eigener Kraft überleben kann und gelernt hat, körperliche Bedrohungen zu erkennen. Deshalb gibt es speziell aus dieser Zeit so viele blockierte Erinnerungen. Das bedeutet aber, daß derartige Blockaden, wenn sie später aufgelöst werden, die Schwelle zum Bewußtsein problemlos passieren können, weil sie für einen erwachsenen Menschen ohne weiteres akzeptabel sind.

Erinnerungen müssen auf der Ebene wieder-erlebt werden, auf der sie blockiert wurden. Nur dann kann man sie voll integrieren. Mit anderen Worten, an die sehr frühen Erfahrungen können wir uns nur auf der körperlichen Ebene erinnern, weil sie blockiert wurden, bevor das Gehirn weit genug entwickelt war, um in diesen Prozeß einbezogen zu werden. Solche Erlebnisse haben deshalb keine klare Spur im Gehirn hinterlassen. Diesen Erinnerungen können wir uns nicht allein mit dem Verstand nähern, sondern nur durch Entspannung und körperliche Offenheit. Andernfalls würden wir keinen Zugang zu den Teilen des Körpers finden, in denen die Erinnerungen gespeichert sind.

»Es kommt auf die Tiefe der Erfahrungen an. Du kannst alles immer wieder loslassen und trotzdem nie aus dem System herausbekommen. Es gibt zwei Wege, das zu schaffen: Regression, indem man zeitlich zurückgeht, oder Rezession, indem man sich geistig in ein Stadium jenseits aller Unterscheidungen, in eine tiefe Meditation zurückbegibt.«

R. D. Laing im Interview mit N. Albery (1985)

Viele psychologische Tiefentherapien haben ihre jeweils besondere Art, blockierte »Gefühle« und Erinnerungen zum Ausdruck zu verhelfen und sie aufzulösen. Ein allen gemeinsamer Faktor besteht darin, den Körper durch den Ausdruck von Gefühlen zu öffnen. Beim Rebirthing dagegen steht die Energie im Mittelpunkt, die frei wird, wenn man Gefühle freigibt und ausdrückt. Ganz gleich, ob diese Gefühle durch Schreien, Weinen, Reden oder Körperbewegungen ausgedrückt werden, es kommt immer der Zeitpunkt, wo das Ausdrücken der Gefühle eine heilende Wirkung hat, und zwar dann, wenn der Körper sich weit genug geöffnet hat, um Energie freizusetzen. An diesem Punkt wird der Körper im wahrsten Sinne des Wortes die aufgestauten Gefühle »loslassen« und ihre Integration erlauben. Damit kommt es zur eigentlichen Heilung des Körpers.

Es gibt verschiedene Methoden, um an diesen Punkt zu gelangen, aber es ist nicht unbedingt notwendig, die Gefühle auszuleben. Die entscheidende Öffnung kann man auch dadurch erreichen, daß man sich darauf konzentriert, die Energie mit dem Atem aus dem Körper zu entlassen. Jedes Gefühl kann als »Energie im Atem« ausgedrückt werden.

Wichtig ist dabei nicht der äußere Ausdruck, sondern das Öffnen des Körpers und das Freisetzen der zurückgehaltenen Energie.

Auf diese Weise konnte Rebirthing ein so wirkungsvolles Instrument der Integration und ein echter Schlüssel zum Unterbewußten werden. Manchmal ist nur eine geringfügige Veränderung der äußeren Situation nötig, um selbst die schmerzlichsten Erinnerungen aufzulösen. Indem man durch Atmen in einer sicheren Umgebung die richtigen äußeren Umstände schafft, läßt sich eine sehr tiefe Entspannung erreichen. Das ist die perfekte Voraussetzung für das Körpersystem, sich dem Integrationsprozeß zu öffnen.

In gewisser Weise kann man eine Rebirthing-Sitzung als intensivierte, bewußte Traumperiode beschreiben. Träume erscheinen dann, wenn der bewußte Teil des Gehirns ruht. Obwohl Träume eine wichtige Rolle bei der Verarbeitung der Informationen spielen, die wir im Laufe des Tages gesammelt haben, reichen sie weder aus, um mit permanentem Streß fertigzuwerden, noch können sie uns das Unterbewußte verständlich machen, sofern man sie nicht im Rahmen einer Traum-Therapie bearbeitet. Die Bedingungen einer Rebirthing-Sitzung gleichen in vielem dem Traumzustand: Der Körper liegt entspannt, man atmet mühelos, der zusätzliche Sauerstoff gibt dem Organismus viel Energie.

Diese Faktoren schaffen eine hervorragende Voraussetzung, um gespeicherte Erinnerungen loszulassen und zu integrieren. Wenn der größte Teil der Integration abgeschlossen ist, kann sich das Bewußtsein erfahrungsgemäß in andere Bereiche ausdehnen, wie es auch bei der Meditation geschieht.

Dieser Aspekt der bewußten Atmung kann zu Erlebnissen führen, die oft als »transpersonal« beschrieben werden (siehe Teil IV).

Während einer Rebirthing-Sitzung ist es auch möglich festzustellen, in welchem Alter die Blockade entstanden ist, denn man sieht, wie die Gefühle ausgedrückt werden. Wenn jemand beispielsweise mit Magen- oder Darmproblemen auf Streß reagiert, dann ist es sehr wahrscheinlich, daß die Blockaden aus einem frühen Stadium der körperlichen Entwicklung stammen. Grimassenziehen oder Gefühlsausbrüche weisen eher darauf hin, daß die Blockaden in der Zeit der emotionalen Entwicklung entstanden sind. Wenn jemand dagegen mit dem Intellekt reagiert, ist das ein Zeichen, daß die Blockade aus einer späteren Zeit stammt. Solche Menschen können jedoch auch Blockaden auf anderen Ebenen haben. Nachdem die Blockade auf der kognitiven Ebene aufgelöst worden ist, können statt dessen emotionale Reaktionen auftauchen, deren Auflösung wiederum den Weg freimacht für entsprechende körperliche Reaktionen.

Wenn der Körper voll entwickelt ist, überlappen sich die verschiedenen Stadien. Blockierte Erinnerungen aus der Zeit um die Geburt und aus der frühen Kindheit verändern die Schwellenwerte für andere Phasen. Das bedeutet, daß die Auflösung der Blockaden mit Erinnerungen aus der letzten Zeit beginnt und dann immer weiter in die Vergangenheit zurückführt, bis man die Zeit der eigenen Geburt erreicht. Das hat mit den Mechanismen der Eingangskontrolle zu tun, die dafür sorgen, daß die Erinnerungen auf dem jeweiligen Schwellenwert bleiben, auf dem sie blockiert wurden. Das kann bedeuten, daß das an sich harmlose grelle Licht bei der Geburt auf den Organismus bedrohlicher wirkt als der Autounfall, den man als Erwachsener erlebt hat, denn die erste Erfahrung wurde blockiert, als der Schwellenwert noch sehr viel niedriger war.

Die körperliche Integration führt dazu, daß die Erinnerungen und Gefühle ihren indirekten, unterbewußten Einfluß auf unser Verhalten verlieren. Statt dessen werden sie jetzt auf das normale »Erinnerungskonto« gebucht, wo unsere Weisheit oder unser Wissen gespeichert ist. Integration bedeutet auch einen Zuwachs an körperlicher Energie, die aus der freigesetzten, vormals blockierten Energie und der körperlichen Entspannung resultiert, denn nun brauchen die Muskeln ihre erhöhte Spannung nicht länger aufrechtzuerhalten. Gleichzeitig können die Körperflüssigkeiten wieder ungehinderter und ausgeglichener fließen. Auf der Ebene des Bewußtseins wächst das Gefühl der Ganzheit und Harmonie, und weniger Anteile der Persönlichkeit bleiben im Unterbewußten und sind somit unerklärlich.

Das Verhalten wird rationaler und die Beurteilungen werden objektiver, weil man nur noch auf die Gegenwart reagiert. Das führt alles in allem zu einer erhöhten Offenheit und einem gestärkten Selbstvertrauen.

Besonders wenn man gerade erst mit dem Rebirthing-Prozeß anfängt, ist es empfehlenswert, genügend Zeit zwischen den einzelnen Sitzungen zu lassen, damit sich Körper und Seele anpassen und die Erfahrungen integrieren können. Wenn der Energiekreislauf während einer Rebirthing-Sitzung ungestört verläuft, dauert die Integration im Durchschnitt ein bis zwei Tage. Es gibt jedoch auch verspätete Reaktionen, Sitzungen, bei denen nichts zur rechten Zeit geschieht. Die Gefühle und Erinnerungen tauchen dann erst nach der Sitzung auf, oft hervorgerufen durch irgendeine alltägliche Kleinigkeit. Auch wenn der Energiekreislauf unterbrochen oder durch Erinnerungen zu sehr gestört wurde, kann es sein, daß er zu einem späteren Zeitpunkt vervollständigt werden muß. Das kann jederzeit während derselben Sitzung oder bei einem neuen Termin kurz danach geschehen.

Geburtstrauma

Die Bezeichnung Rebirthing entstand, als die Technik gerade erst entwickelt wurde und sich herausstellte, daß viele Erinnerungen mit der Geburt zu tun hatten. Die Integration und Auflösung des Geburtstraumas war tatsächlich eine Art »Wiedergeburt« der Persönlichkeit, eine Befreiung für Körper und Geist. Die Menschen erlebten, wie sich nicht nur ihre Meinungen und Wahrnehmungen veränderten, sondern auch ihre Verhaltensmuster, ihr Selbstwertgefühl und ihre Weltsicht. Die ursprüngliche Erklärung ging davon aus, daß die Ursache dafür einzig im Wiedererleben des Geburtstraumas liegt. Neuere Interpretationen gehen jedoch weiter. Man vermutet, daß das Wiedererleben des Geburtstraumas deshalb so wichtig ist, weil es sich dabei oft um die erste einer ganzen Kette von blockierten Erinnerungen handelt, die alle mit einem spezifischen Gefühl oder Ereignis verbunden sind. Die erste Erinnerung macht das Gehirn sozusagen anfällig dafür, alle ähnlichen Erlebnisse zu blockieren, sozusagen als Sicherheitsmaßnahme, daß das innere System nichts erlebt, was mit der ersten Erinnerung verbunden ist (siehe Seite 183).

In den ersten Jahren des Rebirthing wurde großer Wert auf Geburtserlebnisse gelegt. Eine wichtige Rolle spielten dabei die Beschreibungen sanfter Geburten des französischen Arztes Leboyer. Vor den Sitzungen werden Kapitel aus seinem Buch *Die sanfte Geburt* vorgelesen und Filme mit Geburtsszenen gezeigt, um den Zugang zu Geburtserinnerungen zu erleichtern.

Leboyer war ein Pionier einer neuen Einstellung zur Geburt, und seine Ideen wurden sehr geschätzt. Er konzentrierte sich auf die Geburt aus der Sicht des Kindes und konnte als einer der ersten zeigen, daß Neugeborene nicht unbedingt schreien und ein schmerzverzerrtes Gesicht haben müssen. Seine Fotos, aufgenommen in einer ruhigen, entspannten Atmosphäre, die optimal an die Bedürfnisse der Kinder angepaßt war, zeigten entspannte, lächelnde Babys. Seine Theorien, die sich von früheren Annahmen unterschieden, ermöglichten es, die Erfahrungen des Kindes besser zu verstehen. Vor nicht allzulanger Zeit war das Wissen über Neugeborene noch so unvollständig, daß man glaubte, sie würden gar nichts empfinden. Babys wurden damals sogar ohne Narkose operiert. Einige behaupteten, daß die Kinder während des ersten Lebensjahres keinerlei Gefühle hätten. Die medizinische Forschung in Geburtskliniken beschäftigte sich überwiegend mit dem Wohlbefinden der Mutter und des medizinischen Personals, aber nicht mit dem Kind. Das hat sich glücklicherweise geändert. In vielen Krankenhäusern sucht man heute nach Methoden, die die natürliche

Wehentätigkeit unterstützen und für Mutter und Kind gleichermaßen gut sind.

Obwohl eine normale Geburt als solche ein dramatisches und gewaltiges Erlebnis darstellt, ist das Kind von Natur aus gut darauf vorbereitet. Die Geburt muß kein traumatisches Ereignis sein. Normalerweise sind Mutter und Kind dabei so »programmiert«, daß sie zusammenarbeiten, um die Geburt so sanft wie möglich zu gestalten. Diese »Programmierung« betrifft den Fluß der Hormone, die die verschiedenen Stadien der Geburt regulieren. Es ist dasselbe Prinzip wie bei den hormonellen Änderungen während des Menstruationszyklus. Aber während der Schwangerschaft führen die mütterlichen Hormone zu einer entsprechenden Reaktion beim Kind, das dann wiederum die nächste Reaktion bei der Mutter auslöst. Wenn dieser Prozeß nicht gestört wird, verläuft die Geburt nach dem Plan der Natur ohne Komplikationen.

Wenn man das Kind und die Mutter behutsam behandelt, muß es nicht unbedingt zu blockierten traumatischen Erinnerungen kommen (weder beim Kind noch bei den Eltern). Eine angemessene Fürsorge kann darin bestehen, daß man Störungen in der Umgebung reduziert (starken Lärm oder Licht, extreme Temperaturen) oder daß man das Baby so lange bei der Mutter läßt, bis es sich erholt und an die neue Umgebung gewöhnt hat. Wichtig ist auch, daß man dem Neugeborenen genügend Zeit läßt, mit der eigenen Atmung zu beginnen, bevor es abgenabelt wird. Dadurch haben die Lungen Gelegenheit, sich allmählich zu bewegen und auszudehnen, während sie anfangen zu arbeiten. Die Zeit gleich nach der Geburt ist die wichtigste für eine Bindung zwischen Mutter und Kind (und unterstützt auch eine Vater-Kind-Bindung).

Die verschiedenen Phasen der Geburt sind dem Kind »einprogrammiert« und sind als solche kein Grund zum Alarm. Wenn man zuläßt, daß die Geburt zur rechten Zeit ihren natürlichen Verlauf nimmt, kann jede Phase grundsätzlich positiv erlebt werden. Obwohl die Geburt für die Mutter schmerzhaft sein mag, überträgt sich dieses positive Gefühl auf das Kind. Die Erlebnisse können innerlich verarbeitet werden, ohne daß bedrohliche Reize blockiert werden müßten. Untersuchungen an Erwachsenen haben gezeigt, daß diese Art positiver Geburtserlebnisse das Selbstvertrauen stärken und dem heranwachsenden Menschen das Gefühl vermitteln, daß er oder sie mit schwierigen Situationen fertigwerden kann.

Unglücklicherweise kommt die normale Geburt nicht so oft vor, wie es die Natur eigentlich vorgesehen hat. Zwar fehlt es nicht unbedingt an einer sicheren Umgebung oder an medizinischer Fürsorge, wohl aber in vielen Fällen an menschlicher Fürsorge. Außerdem können, auch wenn zu Anfang alles normal aussieht, jederzeit während der Wehen Komplikationen auftreten, die von störenden Erinnerungen der Mutter an ihre eigene Geburt verursacht werden. Das kann ihr Verhalten beeinflussen und dadurch auch die Reaktionen des Babys. Der natürliche Geburtsvorgang ist ein »fein gestimmtes Instrument«, das die Offenheit der Mutter verlangt. Es ist sehr schwer für eine Mutter, ihr Kind zur Welt zu bringen, ohne dabei von Erinnerungen an die eigene Geburt beeinflußt zu werden. Allein die Umgebung des Krankenhauses oder die Geburtshormone können solche

Erinnerungen wecken. Selbst wenn die Mutter das nicht merkt, wird ihr Körper reagieren und die unangenehmen Erinnerungen blockieren. Damit ist der natürliche Prozeß abgeschaltet.

Selbst wenn die Mutter ihre Offenheit während der Geburt bewahrt, können der Vater oder das Personal Störungen verursachen. Wenn Ärzte, Hebammen oder Krankenschwestern sich aufgrund eigener unbewußter Geburtstraumata Sorgen machen, können sie das, was passiert, falsch interpretieren, weil sie selbst Angst haben. Außerdem können sich Unruhe oder Streß auf Mutter und Kind übertragen, weil sie in dieser Phase außergewöhnlich empfindlich auf Körpersignale reagieren. Vor allem für das ungeborene Kind sind diese Signale die Hauptinformationsquelle über die Welt innerhalb und außerhalb des Mutterleibs. Die beste Unterstützung, die das Kind während der Schwangerschaft bekommen kann, ist eine ruhige, liebevolle Umgebung. Ruhige Menschen, die sich von ihren eigenen Gefühlen freimachen können und sich nur auf die Gegenwart konzentrieren, ganz gleich was passiert, werden positive Gefühle auf das Ungeborene übertragen. Das ist der beste Weg, dem Kind die Information zu vermitteln, daß eine offensichtlich lebensbedrohliche Situation unter Kontrolle ist.

Obwohl sich in den letzten Jahren eine Menge verbessert hat, ist die Geburt für viele immer noch ein höchst gefährliches und traumatisches Ereignis in ihrem Leben. Wenn ein Kind geboren wird, hat es noch nicht die Erfahrung, eine Situation genau zu beurteilen und angemessen auf die Ereignisse zu reagieren. Bis es genügend Erfahrung gesammelt hat, erfüllt der Abwehrmechanismus die Aufgabe, jede

Situation als potentielle Gefahr für den Organismus zu behandeln. Die Sinne reagieren hellwach auf alles, was geschieht, und jede Bedrohung wird abgeblockt, bevor sie das lebenswichtige innere System erreicht. Alle äußeren Eindrücke treffen das Kind mit voller Wucht, und das bedeutet, daß selbst geringfügige Störungen wie etwa helles Licht, Lärm oder eine unsanfte Behandlung als bedrohlich empfunden werden.

In vielen Fällen ist die Geburt buchstäblich ein Kampf ums Leben. Vielleicht öffnet sich der Muttermund nicht rechtzeitig, obwohl das Kind anzeigt, daß es zur Geburt bereit ist. Oder der Weg durch den Geburtskanal ist zu eng für das Kind. Die Nabelschnur kann das Kind erwürgen, wenn es falsch liegt und nicht mit dem Kopf zuerst geboren wird.

Die am häufigsten vorkommenden Geburtskomplikationen gehören zum Alltag im Krankenhaus und sind normalerweise für das Kind nicht lebensbedrohlich. Einige Beispiele sind:

– Das Kind wird zu früh oder zu spät geboren.
– Die Wehen kommen zu langsam oder zu schnell.
– Die Mutter bekommt eine örtliche Betäubung oder Medikamente, die dem Kind schaden.
– Das Kind muß durch einen Kaiserschnitt oder mit der Saugglocke auf die Welt gebracht werden.
– Das Kind wird zu früh von der Mutter getrennt.
– Die äußeren Eindrücke wie helles Licht, Lärm oder unsanfte Hände sind zu stark.
– Das Kind wird zu früh abgenabelt.

Erinnerungen an die Geburt

Allzuoft sind die Bedingungen bei der Geburt nicht ideal, und das Kind ist gezwungen, sich in solch einer schwierigen oder gefährlichen Situation auf sich selbst zu verlassen. Die Geburt kann ähnlich verlaufen wie ein schwerer Unfall in einer abgelegenen Gegend, wo sich das Unfallopfer trotz seiner Angst und Erschöpfung selbst retten muß. Auch wenn der Betroffene ein Arzt wäre, der ein spezielles Überlebenstraining absolviert hätte und über ein starkes Gottvertrauen verfügte, würde dieses Erlebnis zwangsläufig ein Trauma hinterlassen.

Das unerfahrene Kind muß bei der Geburt all seine Kräfte mobilisieren. Der Eindruck, den diese Situation hinterläßt, wirkt wie ein schwerer Schock auf das Gehirn und das Nervensystem und kann zu einer lebenslänglichen Verspannung im gesamten Organismus führen. Wenn solche Erinnerungen blockiert werden, können sie direkt meßbare Energien im Gehirn und im Körper binden.

Im Blickpunkt der traditionellen Psychotherapie stehen psychologische Traumata der Kindheit. Rebirthing und andere Tiefentherapien haben jedoch gezeigt, daß bei Erinnerungen an die Geburt die körperlichen Traumata wesentlich größere Auswirkungen auf die Psyche haben. Eine körperlich schwierige Geburt, schwere Krankheiten, Unfälle oder Operationen bedrohen die Psyche stärker als die Tatsache, daß das Kind während eines solchen Ereignisses von der Mutter getrennt war.

Diese Therapien haben weiterhin gezeigt, daß es durchaus möglich ist, einen solchen Vorfall wiederzuerleben. Wenn

Geburtserlebnisse oder traumatische Körpererfahrungen während einer Rebirthing-Sitzung wieder aktiviert werden, verursacht das manchmal dramatische körperliche Reaktionen, von Kurzatmigkeit über starke Schmerzen in verschiedenen Bereichen des Körpers bis hin zur Lähmung. Es können auch Blutergüsse oder andere Zeichen am Körper auftreten. In einigen Fällen konnte bestätigt werden, daß solche Blutergüsse exakte Kopien der ursprünglichen Verletzungszeichen waren. Die Symptome oder Zeichen bleiben gewöhnlich bis kurz nach der Sitzung bestehen, in manchen Fällen aber auch erheblich länger. Während einer Reihe von Rebirthing-Sitzungen können sie immer wieder auftreten, bis das Erlebte vollständig integriert ist.

Wenn die Geburt körperlich sehr schmerzhaft war, können die Erinnerungen daran als Funktionsstörungen bestimmter Organe oder eines gesamten Systems auf Dauer bestehen. Ein typisches Beispiel dafür sind Atembeschwerden. Wenn das Kind zu früh abgenabelt wurde, bevor die Lungen Zeit hatten, sich langsam auszudehnen, kann der erste Atemzug sehr schmerzhaft sein. Wenn die Nabelschnur, die ursprüngliche Lebensader, durch die jeder »Atemzug« fließt, abgetrennt wird, hat das Neugeborene dann das Gefühl zu ersticken, was sehr traumatisch ist. Um zu überleben, muß es den ersten Atemzug machen, aber oft ist das Kind dabei so panisch, daß es seine Lungen zu schnell und zu stark füllt. Deshalb wird Atmen für einen solchen Menschen immer mit der Erfahrung von Schmerz und Todesnähe verbunden sein. Die Erinnerung an den ersten Atemzug kann zu einer lebenslangen Verspannung der Atmungsmuskulatur führen. Solange diese Erinnerung nicht aufgelöst ist, wird sie dafür sorgen, daß die Atmung nie völlig entspannt abläuft.

Janov (1983) zeigt an zahlreichen Beispielen, daß verschiedene Geburtsverläufe zu anhaltenden Reaktionen im Nervensystem führen können. Eine langdauernde Geburt, so sagt er, führt beim Kind oft zu einer Reaktion des sympathischen Nervensystems. Wenn die Mutter aufgrund ihres eigenen Geburtstraumas nicht auf die Hormonsignale ihres Kindes reagiert oder zu verspannt ist, um sich zu öffnen, wird das Kind den Weg durch den Geburtskanal als anstrengend und lang empfinden. Eine Reaktion des parasympathischen Nervensystems finden wir oft bei Nahtodeserfahrungen wie etwa einer Geburt in der Steißlage oder wenn das Kind von der Nabelschnur gewürgt wird oder wenn die Mutter während der Wehen zu viele Beruhigungsmittel bekommen hat. Atmung und Körperfunktionen des Kindes müssen dann durch entsprechende Maßnahmen angeregt werden. Die parasympathische Reaktion verläuft auf einem niedrigen Energieniveau und sorgt dafür, daß das Kind still und passiv ist, wenig fordert und selten schreit. Die Eltern und andere Erwachsene sind über solche Kinder glücklich, denn nur wenige wissen, daß das »gute Benehmen« die Folge eines Geburtstraumas ist, das immer noch im Kind nachwirkt und dafür verantwortlich ist, daß sich das Baby so friedlich verhält. Wenn sie erwachsen werden, sind solche Menschen oft sehr vorsichtig, passiv, pessimistisch, konservativ, und sie haben ein geringes Selbstwertgefühl. Oft machen sie sich Sorgen um die Zukunft, ohne zu wissen, daß die Ursachen dafür in Erinnerungen aus der Vergangenheit liegen.

Die Erinnerung an ein Geburtstrauma drückt sich später oft in Verhaltensmustern aus, die die Geburt widerspiegeln: etwa in der Tendenz, immer zu spät oder zu früh zu kommen, abends ungern ins Bett zu gehen oder morgens ungern aufzustehen, Entscheidungen aufzuschieben oder völlig entscheidungsunfähig zu sein. Für solche Menschen können alltägliche Ereignisse wie etwa ein Verkehrsstau eine Herausforderung sein, ihr eigenes Leben und das Leben anderer aufs Spiel zu setzen, indem sie riskant fahren, um sich von dem Gefühl zu befreien, daß sie irgendwo feststecken. Extremer Lärm, laute Musik oder auch vollkommene Stille können als Streß empfunden werden. Leider wird ein derartiges Verhalten oft als persönliche Eigenart entschuldigt und nur selten mit dem wahrscheinlichen Ursprung in Verbindung gebracht.

Grof (1994) zeigt ebenfalls an vielen Beispielen die verschiedenen Auswirkungen der Geburt auf das Verhalten des Erwachsenen. Ein Kind, das als Zangengeburt zur Welt kam, tendiert in Alltagssituationen oft dazu, etwas begeistert anzufangen, verläßt sich in der Endphase aber auf die Hilfe von anderen. Ein Kind, das unter dem Einfluß von Narkosemitteln geboren wurde, kann Schwierigkeiten haben, wenn es darum geht, die Energie für neue Projekte im Leben zu mobilisieren, und es verliert oft den Blick für das Wesentliche bei seinen Unternehmungen. Wenn die Geburt eingeleitet wurde, kann es vorkommen, daß der Erwachsene es nicht mag, wenn man ihn zu früh in irgendwelche Situationen drängt. Die Verhaltensmuster, die mit einer Kaiserschnittgeburt verbunden sind, sind unterschiedlich, je nachdem, ob die Operation geplant war oder ob es sich um einen Notfall handelte. Die geplante Operation ist insofern bezeichnend, als die ganze Austreibungsphase fehlt und somit auch kein Geburtstrauma hinterlassen kann. Wenn es sich jedoch um einen Notfall handelt, hat das Kind schon einen intensiven Überlebenskampf hinter sich, und es bleiben oft mehr bedrohliche Erinnerungen als üblich. Der betreffende Mensch tendiert deshalb in bestimmten Situationen zur Überreaktion.

Außerdem können Geburtserinnerungen verständlicherweise zu Asthma, chronischem Husten, einem Druck auf Kopf oder Schultern, Verdauungsproblemen, Herzklopfen, chronischer Erschöpfung, Schwindel und Übelkeit führen. Das prämenstruelle Syndrom kann ebenfalls damit zu tun haben, daß die zyklischen Hormonveränderungen Geburtserinnerungen wecken. Erhöhte Beklemmung, Reizbarkeit, Depression und Ärger sind alles Symptome, die an das emotionale Spektrum rund um die Geburt erinnern.

Eine persönliche Erfahrung

In meinem Erwachsenenleben haben mich oft Magenprobleme geplagt, die auftreten, wenn ich zu viel Streß in meinem Alltag haben. Ganz gleich, ob ich einfach nervös bin, bevor ich irgend etwas tue, oder ob mich jemand in Wort oder Tat schlecht behandelt, jedesmal fühle ich den Schmerz in meinem Bauch.

Während meiner ersten Rebirthing-Sitzungen hatte ich oft Vorstellungen und Erlebnisse, in denen mein Bauch ein großes offenes Loch war. Meine Reaktion war der spontane Versuch, meinen Bauch zu schützen, indem ich mich in die Embryo-Stellung rollte und Kissen vor meinen Bauch hielt, um mich selbst vor dem Gefühl zu bewahren, daß ich in diesem Bereich verwundbar sei.

Im Laufe einer solchen Rebirthing-Sitzung führte mich meine Therapeutin in die Zeit meiner Kindheit zurück. Ich ging noch weiter in die Zeit vor meiner Geburt und erlebte mich selbst als Fötus, wie ich durch die Nabelschnur mit meiner Mutter verbunden war. Gleichzeitig fühlte ich Wellen von Ärger und Frustration durch die Nabelschnur in meinen Bauch branden, von denen jede einzelne sehr schmerzhaft war. Meine erste Reaktion war, in einen schlafähnlichen Zustand abzugleiten. Als meine Therapeutin mich nach den Erlebnissen fragte, konnte ich nur sagen: »Ich weiß es nicht, ich will es nicht wissen, und ich will es nicht fühlen.« Trotzdem bestand sie auf einer Antwort. Ich dagegen versuchte weiterhin, die Ereignisse im Unbewußten zu belassen. Als wir später darüber sprachen, wurde mir plötzlich klar, wie oft ich in unangenehmen Situationen versuche, nichts zu empfinden und auf Distanz zu gehen.

Persönliche Gesetze

Das vegetative Nervensystem legt fest, wie wir reagieren, handeln und unsere Persönlichkeit entwickeln. Es hat einen außergewöhnlichen Einfluß auf menschliche Einstellungen, von den kompliziertesten Gefühlen, Werten und Ideen bis zur einfachsten Körperhaltung und zur Sexualität. Die Art, wie wir auf unsere ersten Erfahrungen im Leben reagieren, wird zum Muster für alles, was später geschieht. Obwohl das Kind nicht in der Lage ist, eine Situation rational oder intellektuell zu deuten, führt jede Erfahrung zu einer Körpererinnerung, die sich auf alle zukünftigen Erlebnisse auswirkt, den unterbewußten »Schlußfolgerungen« ihre spezifische Färbung verleiht und die Grundlage für feste Vorstellungen über die Welt bildet. Sie basieren sozusagen auf »vorbewußten Erinnerungen«, die im Körper, aber nicht im Bewußtsein gespeichert sind, und deshalb ist es sehr schwer, ihren Ursprung zu ergründen. Diese Vorstellungen sind so tief verwurzelt, daß wir sie meist für unseren wahren Charakter halten. In der Terminologie des Rebirthing werden sie als »persönliche Gesetze« bezeichnet.

Ein harter Kampf darum, geboren zu werden, bildet die Grundlage für viele dieser persönlichen Gesetze. Symptomatisch kann die Reaktion sein: »Ich muß hart kämpfen, damit ich bekomme, was ich will«, oder: »Wenn ich Hilfe brauche, ist niemand da.« Was immer diese vagen Erinnerungen widerspiegeln, formt sich später im Leben zu einem starken Bekenntnis. Die Erinnerungen färben die Wahrnehmung aller späteren Erlebnisse. Ohne daß irgend jemand es dem Kind beigebracht hätte, lernt es allmählich, die »Schlußfolgerungen« zu ziehen, die aus der ersten Geburtserfahrung resultieren, daß nämlich das Leben hart und rauh ist. Dieses Kind wird wahrscheinlich zu einem aggressiven Menschen heranwachsen, mit starken Reaktionen des Sympathikus auf Streß und einem allgemein hohen Energieniveau. Unter sozialen Gesichtspunkten sind das keine negativen Eigenschaften (viele erfolgreiche Geschäftsleute haben dieses Verhaltensmuster), aber es kann dem Körper dann schwerfallen, die Ruhe und Entspannung zu finden, die er braucht. Die persönlichen Gesetze lassen sich in fünf größere Bereiche unterteilen, basierend auf den Erlebnissen, die in Rebirthing-Sitzungen am häufigsten auftreten:

1. Geburtstrauma
2. Mißbilligung durch die Eltern
3. Spezifische negative Erfahrungen
4. Unbewußte Todessehnsucht
5. Frühere Leben

Extremer Streß bei der Geburt kann zu ernsthaften neurotischen Störungen führen. Nach Grof (1988) können die Auswirkungen des Geburtstraumas von einfachen psychischen Problemen über Abhängigkeiten und Zwangshandlungen bis zu schweren Geisteskrankheiten wie manischer Depression oder Schizophrenie führen. Phobien erweisen sich unter diesem Gesichtspunkt als Reaktionen, die eine Mischung aus Gefühl und Verstand darstellen, wobei die Gefühle unter Druck stehen. Fanatismus ist eine ähnliche Störung, bei der jedoch der Verstand von diesem Druck betroffen ist. Klaustrophobie, Höhenangst und Schwindel lassen sich oft darauf zurückführen, daß man sich während der Geburt wie in einer Falle gefühlt hat oder gleich nach der Geburt ohne die richtige Unterstützung hochgehoben wurde. Angst vor Dunkelheit und Klaustrophobie können ebenso mit der Zeit im Mutterleib zu tun haben. Auch die sogenannte »Gegen-Phobie«, bei der jemand unter dem Zwang steht, permanent seinen Mut beweisen zu müssen, kann mit dem Geburtstrauma zusammenhängen. In diesem Fall ist die Furcht als solche dermaßen groß, daß man im späteren Leben jede Andeutung von Angst vermeiden muß, weil dadurch bedrohliche Erinnerungen ausgelöst werden können. Daraus resultiert oft der Zwang, sich auf lebensbedrohliche Aktivitäten einzulassen, weil man sich dadurch beweisen will, daß man absolut furchtlos ist oder zumindest seine Angst unter Kontrolle hat. Sexuelle Störungen können durch falsche Signale aus dem Hypothalamus entstehen, deren Ursache blockierte Erinnerungen sind, oder sie können dazu dienen, starke innere Verspannungen zu lösen. Der Orgasmus und epileptische Anfälle sind beides Wege, auf denen der Körper mit Krämpfen Verspannungen lösen kann. Diese Art von Ent-Spannung wirkt jedoch immer nur vorübergehend.

Wie schon erwähnt, hat das körperliche und seelische Befinden der Mutter einen großen Einfluß auf den Foetus. Viele sogenannte Erbanlagen kann man auch so verstehen, daß dem Kind etwas eingeprägt wird, wenn die Gedanken und Gefühle der Mutter »chemisch« auf den Fötus übertragen werden. Dabei nimmt das Kind die Erfahrungen der Mutter zusammen mit ihren Interpretationen auf. Dieser verborgene Einfluß bleibt lebenslänglich bestehen und spielt vor allen Dingen in der ersten Lebensphase eine große Rolle, bevor das Kind über eigene Erfahrungen, Entwürfe und erlerntes Sozialverhalten verfügt.

Die Gefühle und Erlebnisse der Mutter während der Schwangerschaft bilden auch eine Art Rahmen für die Verbindung, die zwischen ihr und dem Kind entsteht. Die meisten Eltern kennen den Satz: »Das Kind lernt nicht aus deinen Worten, sondern aus deinen Taten.« Die unbewußten Vorstellungen der Mutter über eine bestimmte Sache haben einen größeren Einfluß auf das Kind als alles, was sie bewußt darüber denkt oder was sie sagt. Ungeachtet der guten Absichten, die Eltern haben mögen, wird das Kind sowohl offene als auch heimliche Verhaltensweisen lernen. Dabei kann das Kind auch merken, daß die Worte der Eltern nicht immer mit ihrer Körpersprache und mit ihren Gedanken übereinstimmen, die es durchaus wahrnehmen kann. Obwohl Menschen sich überwiegend durch Sprache und offenen Umgang miteinander verständigen, reagieren wir immer noch sensibel auf die geheimen Gedanken eines anderen und sind fähig, die unterbewußten Botschaften zu entschlüsseln, die wir aus der Körpersprache und aus geringfügigen Veränderungen im Erscheinungsbild ablesen können. Das kleine Kind, das noch nicht sprechen kann, reagiert auf solche Signale besonders empfindlich. Aber auch die Mutter eines kleinen Kindes stellt sich darauf ein, solange das Kind nicht direkt mit ihr reden kann. Die meisten Mütter lernen, zwischen subtilen Botschaften ihres Kindes zu unterscheiden, und spüren die Bedürfnisse des Kindes, selbst wenn sie von ihm getrennt sind. Mütter werden beispielsweise oft wach, bevor ihr Kind zu weinen anfängt und damit zeigt, daß es Aufmerksamkeit braucht.

In den letzten Jahren wurde die Übertragung von Gefühlen in verschiedenen Studien untersucht. Man hat herausgefunden, daß vor allem Kinder auf unausgesprochene Gefühle sehr sensibel reagieren, insbesondere, wenn es um ihre Eltern geht. Dabei erkennen die Kinder die Gefühle nicht nur, sondern agieren sie außerdem oft aus. Wenn eine Mutter trotz ihrer äußeren Beherrschung innerlich sehr aufgebracht ist, kann sie damit bei ihrem Kind einen anscheinend unerklärlichen Koller auslösen. Sie überträgt ihre verborgenen Gefühle auf das Kind, das sich noch nicht so beherrschen kann wie ein Erwachsener.

Ein anderes Beispiel für die Übertragung von Gedanken zeigt eine Studie über den Effekt, den die Erwartungen der Eltern auf die Leistungsfähigkeit ihres Kindes haben (Russell 1984). 90 Prozent der Kinder, von denen die Eltern glaubten, ihre Leistungsfähigkeit liege unter dem Durchschnitt, zeigten im Alter von zehn Jahren psychische Störungen, während Kinder, die von ihren Eltern für fähig gehalten wurden, nur in 50 Prozent der Fälle gestört waren.

Wenn man solche Übertragungseffekte in Grenzen halten will, besteht eines der größten Probleme darin, daß den Eltern nicht einmal bewußt ist, was passiert oder welche Gedanken und Gefühle sie selbst haben. Die Erziehung unserer Kinder beruht meist auf guten Absichten. Aber die unterbewußten emotionalen Reaktionen (»aus dem Bauch«), die aus der eigenen Kindheit der Eltern stammen, wirken sich unvermeidlich aus. Diese Gefühle müssen wieder entdeckt und wieder erlebt werden, bevor man sie verstehen kann. Solange sie nicht integriert sind, werden die Eltern nicht in der Lage sein, ihre eigenen Kindheitserfahrungen von denen ihres Kindes zu trennen. Das kann zu einer ungewollten Wiederholung der eigenen Eltern-Kind-Beziehung und zu einem Teufelskreis über mehrere Generationen führen.

Das COEX-System

Wenn jemand seine blockierten Erinnerungen ausreichend integriert hat, kann man ein beherrschendes Thema oder eine Schlüsselerinnerung erkennen, die alle anderen Erinnerungen beeinflußt und färbt. Im Rebirthing werden solche Erinnerungen wie erwähnt als persönliche Gesetze bezeichnet. Stanislav Grof spricht statt dessen vom COEX-System. Er definiert es als eine »dynamische Konstellation von Erinnerungen (und damit verbundenen Phantasien) aus verschiedenen Phasen des menschlichen Lebens, die als gemeinsamen Nenner eine starke emotionale Belastung gleicher Art und intensive körperliche Empfindungen gleicher Art haben oder andere wichtige Elemente teilen« (Grof, 1985). Die tiefsten Schichten innerhalb des Systems bilden Erfahrungen aus der Zeit im Mutterleib bis etwa zur Geburt. Die Erinnerungen an der Oberfläche sind ähnliche Erfahrungen aus späteren Lebensphasen. Ein COEX-System kann zum Beispiel Erinnerungen aus allen demütigenden Erlebnissen zusammenfassen oder aus allen Erlebnissen, die mit Angst oder Furcht verbunden waren.

Der wichtigste Teil des COEX-Systems ist die Schlüsselerfahrung, der erste Vorfall, der sozusagen als Prototyp im Gehirn gespeichert wurde. Er bildet die Grundlage eines bestimmten COEX-Systems und wird großen Einfluß darauf haben, wie weitere Erlebnisse derselben Art empfunden werden. Grof hat die Schlüsselerfahrungen im COEX-System nach einem bestimmten Muster in vier verschiedene Kategorien unterteilt:

- Das erste Stadium. Erfahrungen im Mutterleib, bevor die Wehen anfangen. Die ursprüngliche Verbindung zur Mutter. Das spirituelle Äquivalent ist die Einheit der Seele mit dem Universum.
- Das zweite Stadium. Die Wehen haben begonnen, aber der Geburtskanal ist noch nicht geöffnet. Feindselige Gefühle gegenüber der Mutter. Die spirituelle Entsprechung ist die Hölle.
- Das dritte Stadium. Der Weg durch den Geburtskanal. Kooperation mit der Mutter. Das spirituelle Äquivalent ist Tod-Wiedergeburt.
- Das vierte Stadium. Die Symbiose endet und ein neues Verhältnis beginnt. Die Trennung von der Mutter. Die spirituelle Entsprechung ist der Tod des Ego und die Wiedergeburt.

Die starke emotionale Belastung in einem COEX-System ist die Summe aller Gefühle, die zu den Erinnerungen des Systems gehören. Jedes COEX-System hat eine feste Verbindung zu bestimmten Abwehrmechanismen. Es gibt sowohl positive als auch negative Systeme. Normalerweise hat jeder Mensch verschiedene COEX-Systeme gespeichert, die sich aber in ihrer Eigenart, ihren Umfang und ihrer Intensität erheblich voneinander unterscheiden. Bestimmte Erinnerungs-Konstellationen in einem COEX-System können während der Therapie-Sitzungen immer wieder auftauchen, bis man sie vollständig erlebt hat, und sie können möglicherweise andere Systeme öffnen, die mit anderen Lebensbereichen des betreffenden Menschen zu tun haben.

9 Die Rolle des Therapeuten beim Rebirthing

Wenn Rebirthing in der Psychotherapie eingesetzt wird, kombiniert man es normalerweise mit konventionellen Therapiemethoden, die sich von einem Therapeuten zum anderen unterscheiden können. Das bewußte Atmen öffnet die Tore zum Unterbewußtsein. Erinnerungen, die dabei freigesetzt werden, kann man anschließend mit jeder beliebigen konventionellen Therapie analysieren und interpretieren. Ingrid Wallin ist Psychoanalytikerin und hat mehrere Jahre lang Rebirthing erfolgreich mit Psychoanalyse kombiniert, sogar bei Patienten mit schweren Geisteskrankheiten. Sie erklärt:

»Die Methode bringt gute Resultate, und sie ist ein ausgezeichneter Weg, Klarheit zu gewinnen und es zu wagen, einen Blick auf die schlimmsten Seiten des eigenen Ich zu werfen. Auf diesem Weg kann man eine Verbindung zwischen dem Erwachsenen und den Frustrationen des Kindes herstellen, was sehr heilsam ist. Wenn du es wagst, das Gespenst aus dem Schrank zu holen, wird es verschwinden. Langfristig eröffnet diese Methode dem Patienten einen tieferen Einblick in das eigene Leben, sie macht ihn toleranter und stärkt das Selbstwertgefühl und die Liebe zur eigenen Person.«

Interview mit Ingrid Wallin, 1989

Rebirthing hilft jedoch nicht nur Menschen mit psychischen Problemen. Es wird überwiegend von »gesunden« Menschen praktiziert, die es als Reinigungsprozeß benutzen, um sich von Erlebnissen aus der Vergangenheit und vom alltäglichen Streß zu befreien, um sich zu entspannen und körperlich zu regenerieren. Obwohl das Leben moderner Menschen sehr unterschiedlich sein kann, brauchen die meisten Leute ein Verfahren, das ihnen hilft, den Streß loszuwerden und Ausgeglichenheit und Lebenskraft zu gewinnen. In einer durchschnittlichen Rebirthing-Sitzung reicht die Atemtechnik allein aus, um Gefühle und Erinnerungen auszulösen. Aber wie schon gesagt, wird das Atmen oft kombiniert, beispielsweise mit bewußtseinsorientierten Techniken wie etwa Visualisierung, Affirmation und Traumdeutung, um auf diese Weise sowohl den therapeutischen Prozeß selbst als auch das Annehmen neuer Verhaltensweisen zu erleichtern. Da die Erinnerungen über den ganzen Körper verstreut sind, können sie auch durch Berührungen stimuliert werden, so daß die Kombination von Rebirthing und Massage oder anderen körperorientierten Therapien sehr vielseitig eingesetzt werden kann.

Im Mittelpunkt stehen dabei immer die natürlichen Selbstheilungskräfte des Körpers, die einfach die Chance bekommen, sich frei zu entfalten und zu heilen, was geheilt werden muß. Der Heilungsprozeß kann zu keinem Zeitpunkt an den Therapeuten delegiert werden. Ganz gleich, wie gut der Therapeut sein mag, das Ergebnis und der Erfolg der Behandlung hängen immer davon ab, ob der Patient zu einer offenen und entspannten Atmung bereit ist.

Die Rolle des Therapeuten während einer Rebirthing-Sitzung besteht hauptsächlich darin, die Atmung zu beobachten und zu leiten, damit der natürliche Energiekreislauf sich optimal entwickeln kann und die Energie freigesetzt wird. Wenn es zu viele schmerzhafte Blockaden gibt, besteht eine übliche Reaktion darin, daß man nicht ausreichend atmet, um den Energiekreislauf zu beginnen. Eine andere Reaktion besteht darin, daß man einschläft oder das Gefühl hat, nicht ganz präsent zu sein, bevor der Energiekreislauf anfängt. In solchen Fällen werden genauere Anweisungen benötigt, um die körperliche Abwehr zu überwinden. Es kann sein, daß der Klient für die Länge, die Verbundenheit und die Entspannung bei jedem einzelnen Atemzug Anleitung braucht, bis die Abwehrschwelle überschritten ist. Diese Anleitung erfolgt »intuitiv«, das heißt, der Therapeut horcht auf das Atemmuster und beobachtet es im Hinblick auf die optimale Entspannung und Offenheit. Manchmal kann auch eine sanfte Massage oder die Stimulierung bestimmter Körperteile helfen.

Obwohl die Technik und nicht der Therapeut im Mittelpunkt steht, sollte man nicht unterschätzen, welche Bedeutung die Anweisungen eines Therapeuten haben. Der Therapeut sorgt vielleicht intuitiv für eine leichte Veränderung im Atemrhythmus, die zur Öffnung und zum Freisetzen von Energie führt. Wer Rebirther werden will, muß seine eigenen Erinnerungen ausreichend integriert haben, damit er zu jeder Zeit im Verlauf der Therapie dem Klienten einen Schritt voraus ist. Ein Therapeut, der seine eigenen unterbewußten Gedanken und Gefühle nicht ausreichend verarbeitet hat, könnte auf den Prozeß, den er steuern soll, unwillkürlich reagieren. Die Emotionen, die der Klient ausdrückt, können beim Therapeuten ähnliche Erinnerungen auslösen, die sich möglicherweise als spontane Reaktion der Abwehrmechanismen auf die eigene Atmung auswirken. Auch wenn der Therapeut weiterhin in der Lage ist, richtige Anweisungen zu geben, wird sich die Situation zwangsläufig auf den Klienten auswirken. Es gibt immer eine unterbewußte Wechselwirkung zwischen den beiden Parteien, die an der Rebirthing-Sitzung beteiligt sind: Der Klient kann immer nur soviel loslassen, wie der Therapeut als sicher empfindet.

Wenn man in den Sitzungen wiederholt auf bestimmte Hindernisse trifft, kann es hilfreich sein, vor der nächsten Sitzung zunächst über diese speziellen Schwierigkeiten zu diskutieren und zu klären, wie man damit umgehen will. Es kann sogar notwendig werden, daß man die Behandlung sitzend, auf Händen und Knien oder im Gehen durchführt, um das Bewußtsein so lange auf die Atmung zu konzentrieren, bis der Energiekreislauf beginnt. Wenn der natürliche Energiekreislauf erfolgreich in Gang gekommen ist, verschwindet das Gefühl, nicht ganz präsent zu sein, meist vollständig. Statt dessen spürt man, wie mächtige Energieströme durch den Körper fließen.

Eine Rebirthing-Sitzung wird anschließend meist genau analysiert. Dabei geht es nicht darum, daß der Therapeut die richtigen Antworten gibt, sondern der Klient muß eine akzeptable Interpretation seiner eigenen Erlebnisse finden. Wie schon erwähnt, erweisen sich die meisten Probleme, wenn man sich erst einmal bewußt damit auseinandergesetzt hat, aus der Perspektive des Erwachsenen als harmlose Kindheitserinnerungen. Das ursprüngliche vage Unbehagen verwandelt sich wahrscheinlich in die Erinnerung an ein oder mehrere Ereignisse. Das ermöglicht eine angemessene emotionale Verknüpfung, die Aktionen und Reaktionen verständlich macht. Die meisten Leute werden inzwischen genügend Distanz zu solchen Erlebnissen haben, um nun zu einem neuen Verständnis und mehr Einsicht zu kommen. Das Wiedererleben von Erinnerungen ist deshalb eine großartige Gelegenheit zu Interpretation und Selbstanalyse.

Eine veränderte Einstellung

Selbst wenn die meisten Leute, die Rebirthing praktizieren, keine besonderen psychischen Probleme haben, müssen sie ihre Einstellung sich selbst gegenüber ändern, um an das gesamte Material, das im Unterbewußtsein blockiert ist, heranzukommen. Das kann von der bloßen Einsicht, daß das Blockieren und Integrieren von Erlebnissen für jeden Menschen ein permanenter Prozeß ist, bis zu einer völlig veränderten Einstellung zum Leben reichen.

Es gibt auch viele generelle Veränderungen der Einstellung, die sich außerhalb von Rebirthing-Sitzungen vollziehen sollten, damit die nötige Neuorientierung im alltäglichen Leben eines Menschen stattfinden kann. Deshalb müssen wir uns zunächst mit der Frage beschäftigen, ob nicht ein Einstellungswandel der traditionellen Psychologie persönliche Veränderungen erleichtern würde, und zwar durch eine Erweiterung des Rahmens, innerhalb dessen menschliches Verhalten als »normal« gilt. Rebirthing und andere moderne Therapien weisen eindeutig darauf hin, wie wichtig die erste Phase unseres Lebens ist, die von den traditionellen Theorien nicht angemessen berücksichtigt wird. Heutzutage gilt in der etablierten Psychologie nur ein schmales Spektrum von Verhaltensmustern als »normal«. Dieses Menschenbild basiert jedoch auf dem mechanistischen Weltbild, das im Westen lange Zeit vorherrschte. Oft fehlte hier die Toleranz für die sogenannten zugrundeliegenden Faktoren, die unser Verhalten ebenfalls beeinflussen können. Wenn jemand einen »irrationalen« Gefühlsausbruch hat, wird das oft als Nervenzusammenbruch diagnostiziert, ohne den persönlichen Hintergrund ausreichend zu berücksichtigen. Bei der Behandlung werden häufig Medikamente eingesetzt, die dafür sorgen, daß das unerwünschte Verhalten verschwindet. Das mag in extremen Situationen und bei einer akuten Krise akzeptabel sein, vorausgesetzt, die anschließende Behandlung hilft dem Patienten, mit den zugrundeliegenden Ursachen fertigzuwerden.

Ein Vergleich mit der Behandlung körperlicher Verletzungen verdeutlicht jedoch das Problem, das mit dieser Art von Psychotherapie verbunden ist. Wenn sich jemand den Arm gebrochen hat, ist er dankbar für das Medikament, das seine akuten Schmerzen lindert und ihm hilft, das ursprüngliche Trauma des Unfalls zu überwinden. Wird der Betreffende indessen aus dem Krankenhaus entlassen und bekommt lediglich einen Vorrat an Tabletten, von denen er jedesmal eine nehmen soll, wenn der Arm weh tut, dann wird er diese Behandlung für völlig unannehmbar halten. Eine Verletzung dieser Art muß vernünftig ausgeheilt werden, und man darf nicht nur die Schmerzen mit Tabletten unterdrücken. Statt dessen sind Röntgenaufnahmen nötig, um das Ausmaß der Verletzung festzustellen, und der Bruch muß durch einen Gipsverband stillgelegt werden. Vielleicht ist sogar eine Operation erforderlich. Wie Verletzungen und körperliche Krankheiten behandelt werden müssen, ist oft sehr klar. Aber wenn es um psychische Probleme geht, dann sind wir häufig bei der Diagnose unsicher und wissen nicht, welche Behandlung erforderlich ist. Psychische Krankheiten müssen jedoch genauso umfassend und individuell behandelt werden wie körperliche. Unglücklicherweise ist diese Behandlung nicht so leicht wie das Anlegen eines Gipsverbands. Die Identifizierung der zugrundeliegenden Faktoren ist nicht so einfach wie eine Röntgenaufnahme. Wir haben immer noch viel über das menschliche Potential zu lernen. Eine Therapie kann die verschiedensten Lebensbedingungen betreffen: die Situation am Arbeitsplatz, das Verhältnis zur Familie und zu Freunden usw. Wenn man seinen gesamten Lebensstil ändern muß, dann mag dieser »Preis« sehr hoch erscheinen. Doch Heilung kann letzten Endes sogar grundlegende Veränderungen in verschiedenen Bereichen der modernen Sozialstruktur erfordern, Probleme, die auf der politischen Ebene gelöst werden müssen.

Es gibt indessen auch verschiedene kleinere Schritte, die eine rasche Erholung von psychischem Streß ermöglichen. Der einfachste, aber wichtigste besteht darin, sich der Tatsache bewußt zu sein, daß fast jeder Mensch zumindest einige Erlebnisse unterdrückt hat, die integriert werden müssen, und die daraus resultierenden Blockaden zu verstehen. Auch der gesündeste Mensch hat ein Unterbewußtsein und ist folglich nicht in der Lage, bewußt alle Gedanken und Gefühle zu identifizieren, die seinen alltäglichen Entscheidungen zugrunde liegen.

Dieser Wandel in der Einstellung erleichtert es zuzulassen, daß die Menschen ihre im Unterbewußtsein verschlossenen Gefühle ausdrücken. Ein Mensch muß auch dann noch als gesund und rational gelten und die Gelegenheit bekommen, sich selbst ohne Schaden für andere auszudrücken, wenn sein Verhalten den Rahmen des »Normalen« sprengt. Andernfalls entsteht ein Gefühl der Entfremdung, und dem Betreffenden fehlt das richtige Umfeld, in dem er seine Gefühle und unterdrückten Reaktionen ausleben kann. Ein solcher Mensch braucht genausoviel Hilfe wie jemand, der sich den Arm gebrochen hat. Wenn die etablierte Psychologie das erkennen würde, würde man die vorhandenen Mittel anders verteilen. Das Geld, das heute den traditionellen Kliniken für Geisteskranke zur Verfügung steht, würde dann ausschließlich für diese Form der Heilung eingesetzt werden. Statt dieser Kliniken mit ihrer zeitaufwendigen, teuren Behandlung zutiefst gestörter Menschen könnten Einrichtungen aufgebaut werden, in denen die Patienten ihre Gefühle ungehindert ausdrücken dürfen und sich dadurch selbst heilen. (Warum sollten wir neben den körperlichen Fitneß-Zentren nicht auch solche für mentale Gesundheit haben?) Wir sollten das in Angriff nehmen, bevor uns die Probleme über den Kopf wachsen.

Ein neurotischer Mensch ist jemand, der das Stadium erreicht hat, in dem er sich des Ursprungs seiner Gefühle überhaupt nicht mehr bewußt ist. Ein liebenswürdiger Mensch, der nie ärgerlich wird, hat vielleicht mehr Ärger in sich aufgespeichert als jemand, der offen gewalttätig ist; er kann einfach jemand sein, dessen starke Kontrollmechanismen keine bewußte Wahrnehmung von Ärger zulassen. Ein Neurotiker, der sich über jemanden ärgert, wird wahrscheinlich erst dann den Mut haben, das auszudrücken, wenn er das Material aus seinem Unterbewußtsein verarbeitet hat. Vorher wird er immer das unbestimmte Gefühl haben, daß er seinen Ärger kontrollieren muß. Das zugrundeliegende Gefühl mag die Furcht des ehemaligen Kindes sein, den Eltern gegenüber Ärger auszudrücken usw. Obwohl der Betreffende sich in der gegenwärtigen Situation ärgert, weiß er nicht, daß das eine Reaktion auf Ereignisse aus der Vergangenheit ist, denn solche Gefühle sind mit Erfahrungen verbunden, die er nie bewußt wahrgenommen hat. Wer seine blockierten Gefühle noch nicht kennt, kann lange Zeit benötigen, um einen Zugang zu ihnen zu finden. Nach dem ersten Durchbruch kann der nächste Schritt so aussehen, daß man ein aufkommendes Gefühl gleich bewußt erlebt. Während es lange dauern kann, bis man an tief unterdrückte Emotionen herankommt, reicht auf der anderen Seite eine Kleinigkeit, um bisher nicht erlebte Gefühle bei jemandem zu wecken, bei dem sie sozusagen gleich unter der Oberfläche brodeln.

Eine andere Erkenntnis, die vieles verändern kann, betrifft die Wahrnehmung. Die Kapazität des Gehirns ermöglicht es, in Bruchteilen von Sekunden eine Fülle von Informationen aufzunehmen. In bestimmten Situationen nehmen wir beispielsweise nicht nur die Leute wahr, die wir treffen, die Atmosphäre und zusätzliche Informationen, die unsere Sinne uns vermitteln, sondern wir speichern diese Daten wie ein

Computer auf unserer inneren »Festplatte« (unsere bewußten und unbewußten Gedanken und Erinnerungen). Aus all diesen Informationen wählen wir die Teile aus, die eine bestimmte Bedeutung haben, und geben ihnen im Verhältnis zum Rest mehr oder weniger Gewicht. Dieser ganze Prozeß verläuft so schnell, daß wir gar nicht merken, wie aus dem »objektiven« Bild eine subjektive Interpretation wird. Diese Interpretation läßt uns häufig glauben, daß wir eine Wiederholung früherer Ereignisse erleben, insbesondere bei negativ besetzten Situationen. Diese systematische Färbung unserer Wahrnehmung geschieht so oft, daß man sagen könnte, unser Gehirn habe die Tendenz, spezifische Szenarios immer wieder neu zu gestalten. Der Zweck besteht darin, die gegenwärtige Situation mit einem früheren Erlebnis zu vergleichen, das in unserem Unbewußten blockiert ist. Auf diese Weise bekommen wir »eine zweite Chance«, das blockierte Ereignis zu verstehen und zu integrieren.

Dieses Verständnis kann als solches zu einer veränderten Einstellung führen. Statt uns selbst als hilflose Opfer einer harten Welt, als Versager, als irrationale Wesen mit psychischen Störungen wahrzunehmen, können wir uns als fleißige Schüler sehen, die in jeder nur möglichen Situation danach streben, mehr über sich selbst zu lernen. Unser Verhalten erscheint dadurch rational, offen für Veränderungen und vollständig auf den Lernprozeß konzentriert. Sogenannte negative Verhaltensweisen, auch wenn sie vom sozialen Standpunkt weiterhin unakzeptabel bleiben, sind zwar immer noch rational, aber ohne jeden Bezug zur Gegenwart. Rational sind sie lediglich als Antwort auf frühere

Erlebnisse, die in unserem Unterbewußtsein verborgen und gespeichert sind.

Vergebung ist ein wichtiger Teil der Integration, und sie kann dazu verhelfen, daß man von einer negativen zu einer positiven Einstellung findet. Wenn man die Verbindung zwischen vergangenen Ereignissen und dem gegenwärtigen Verhalten versteht, fällt es einem wahrscheinlich leichter, sich selbst zu akzeptieren und sich zu verzeihen. Jedesmal, wenn etwas blockiert wird, ist das ein Zeichen dafür, daß der betreffende Eindruck für das Individuum nicht akzeptabel ist. Diese Unannehmbarkeit basiert auf unseren moralischen Vorstellungen und sozialen Einstellungen, die wir seit der Kindheit als festes Regelwerk für soziales Verhalten entwickelt haben. Sie sind für den betreffenden Menschen nicht unbedingt besonders zuträglich, sondern richten sich eher danach, welches Verhalten für unsere gesellschaftliche Rolle als akzeptabel erscheint. Einige Normen sind ziemlich schädlich, denn sie verursachen unnötige Schuld- und Schamgefühle. Die Fähigkeit, im menschlichen Verhalten klar zwischen Ursache und Wirkung zu unterscheiden, wird dem einzelnen auch helfen, seine Rolle in der Gesellschaft besser zu erkennen und ungerechtfertigte Schuld- oder Schamgefühle zu überwinden.

Ein positives Selbstwertgefühl manifestiert sich auf vielen Ebenen unseres Seins. Chemische Stoffe, die in der Medizin genutzt werden, können sich mit körpereigenen chemischen Substanzen vermischen und so unsere Psyche beeinflussen. Gedanken kann man auch als eine Art »chemischer Zusammensetzungen« beschreiben, die die Körperchemie beeinflussen. Sie lösen die Freisetzung verschiedener Hormone im ganzen Körper aus, die auf unseren Reaktionen auf die innere und die äußere Welt basiert. Diese Hormone beeinflussen den Körper auf positive oder negative Weise, von den sogenannten Glückshormonen bis zu »depressiven« Effekten. Daraus folgt, daß jeder Gedanke automatisch zu einer körperlichen Reaktion führt. Ein negativer Gedanke hat unweigerlich eine einschränkende Wirkung, ein positiver Gedanke wirkt genau umgekehrt.

Die unterschiedlichen körperlichen Reaktionen auf einen Gedanken sind eng damit verbunden, welches Verhalten wir für annehmbar oder nicht annehmbar halten. Wir halten Freude für ein positives und befreiendes Gefühl und empfinden Trauer als negativ und einschränkend. In Wahrheit ist es jedoch so, daß wir dem Körper erlauben, das Gefühl der Freude voll auszuleben, während wir alles daransetzen, das Gefühl der Trauer zu verbergen und zurückzuhalten. Negative Gefühle auszuleben, ist sozial weniger akzeptiert. Wenn wir Trauer, Furcht, Ärger oder andere negative Gefühle zeigen, ist unser persönliches Wohlbefinden bedroht. Wir kommen dadurch automatisch in Kontakt mit unseren blockierten schmerzlichen Gefühlen, an die wir nicht erinnert werden wollen. Wenn es uns gelungen ist, unsere eigenen Gefühle »erfolgreich« zu blockieren, wollen wir auf keinen Fall, daß das Verhalten anderer Menschen solche Empfindungen wieder in uns weckt.

Negative Emotionen zu akzeptieren und auszudrücken ist ein großer Schritt hin zur Veränderung. Damit meine ich nicht, daß man dem eigenen Verhalten gegenüber völlig unkritisch sein und alle negativen Gedanken und Gefühle ungeprüft ausagieren sollte. Das negative Gefühl des Ärgers kann man genausogut ausdrücken und überwinden, indem man etwas Positives tut wie »eine Runde Holz hacken« oder sich sonst irgendwie körperlich betätigt. Wichtig ist dabei, daß man sich seiner Emotionen bewußt ist, sie auf eine harmlose Weise ausdrückt und nach ihrem Ursprung »sucht«. Wenn wir all unsere Gefühle akzeptieren, wächst die Wahrscheinlichkeit, daß wir für blockierte, schmerzhafte Erinnerungen offen werden. Gleichzeitig können wir besser spüren, wie wir uns verhalten müssen, um uns selbst völlig zu verstehen. Wenn uns eine Reaktion unannehmbar vorkommt, versperren wir uns automatisch die Möglichkeit, sie zu verstehen und zu integrieren. Etwas zu integrieren ist dasselbe, wie den Widerstand des Körpers aufzugeben, zu erlauben, daß sich die Gedanken mit der körperlichen Energie verbinden und frei fließen. Dann geben wir dem Körper eine Chance, sich selbst zu heilen, indem wir uns liebevoll um ihn kümmern und die alten Verspannungen auflösen.

Es scheint unnötig, die Psyche davon zu überzeugen, offensichtliche und positive Gedanken anzunehmen. Man sollte meinen, daß wir uns automatisch ändern, wenn uns bewußt geworden ist, worum es geht. Aber in Wirklichkeit ist das nicht so einfach. Oft erscheint uns die Veränderung selbst bedrohlich. Unsere grundlegenden Gedanken werden so früh im Leben geformt, daß wir sie als unverzichtbaren Teil von uns empfinden. Es ist so, als ob diese Gedanken schon vor uns existiert hätten, als ob sie uns geformt hätten und nicht wir sie. Wir identifizieren uns mit unseren Gedanken, unserem Verhalten und unseren Emotionen. Wenn wir uns selbst beschreiben, dann benutzen wir diese Gedanken, um zu beschreiben, wie wir aussehen, wie wir denken, wie wir reagieren, was wir uns wünschen und wovon wir träumen. Einen Gedanken oder ein Gefühl aufzugeben, kann so sein, als ob wir einen Teil von uns selbst aufgeben würden. Das ist so bedrohlich, daß wir uns lieber an eine »sichere« negative Situation klammern, in der wir zumindest wissen, wer wir sind, als diese Situation zu beenden, weil unser Verstand weiß, daß sie ungesund ist. Vielen Menschen fehlt auch eine Weltsicht, aus der sie Alternativen ableiten könnten, wie etwa der Glaube an eine höhere Kraft, der Trost und Sicherheit verleiht, wenn man alte Überzeugungen aufgibt.

»Wir sind wie unser tiefes Begehren, das uns antreibt.
Unser Wille ist wie unser tiefes Begehren, das uns antreibt.
Unsere Taten entsprechen unserem Willen.
Unsere Bestimmung entspricht unseren Taten.«

Brihadaranyaka IV, 4, 5

Die indische Philosophie lehrt das Prinzip des *neti atma* (dies ist nicht das Selbst). Es bezieht sich auf jene Gedanken und Einstellungen, die wir als unsichtbaren Teil unseres Charakters ansehen. Indem man bei jedem Gedanken sagt, »das bin nicht ich«, wird die Persönlichkeit wie eine Zwiebel Schicht um Schicht aus Gedanken und Einstellungen herausgeschält. Was am Ende übrig bleibt, ist das wahre Selbst, das man als den letzten Grund der Persönlichkeit ansieht, das höchste Selbst. Indem man die Wahrnehmung in verschiedenen Situationen leicht nach außen verlagert und das eigene Handeln beobachtet, findet man zu einer gesunden Distanz und Objektivität. »Ich bin nicht identisch mit meinen Gefühlen oder Gedanken«; das »Ich« ist intakt hinter den Gefühlen und Gedanken. Sie sind bloß die Konsequenzen und die logischen Antworten auf das, was geschieht. Wenn man das Gefühl des »Ich« aus dem Geschehen heraushält, wagt man, mehr zu erfahren, und ist in seinen Reaktionen weniger eingeschränkt. »Ich kann mir erlauben, verrückt zu sein/Angst zu haben/albern zu sein/ungeschickt zu sein, denn das bin nicht ich, sondern es sind nur meine Gedanken, Gefühle und Reaktionen« (siehe Teil IV).

Die Affirmations-Technik

Die wichtigste Veränderung in unserer Einstellung besteht jedoch darin, zu verstehen, daß der Gedanke kreativ ist. Das heißt, wir schaffen unsere eigene Realität in dem Sinne, daß wir die Gedanken, die so großen Einfluß auf unser Leben haben, selbst auswählen. Wie schon erwähnt, gleicht unser »objektives« Weltbild nicht immer dem Weltbild anderer Leute, sondern ist lediglich eine subjektive Interpretation. Wir entscheiden weitgehend selbst darüber, ob das Bild positiv oder negativ ist. Wie die Entscheidung ausfällt, hängt mehr von unserer Einstellung zum Leben ab, als von der aktuellen Lage, in der wir uns befinden. (Eine Autopanne ist eine Katastrophe für denjenigen, der solche Überraschungen haßt, aber eine positive Herausforderung für einen Autonarren.) Das bedeutet auch, daß wir ein neues Weltbild schaffen können, indem wir zu einer besseren Übereinstimmung zwischen äußeren Eindrücken und einer veränderten inneren Einstellung finden. Dies gehört zu den wichtigsten Erkenntnissen der modernen Psychologie. Die Theorie, daß der Gedanke Wirklichkeiten schafft, ist jedoch kein neues Konzept, sondern schon seit Jahrtausenden Bestandteil der östlichen Weisheitslehren (siehe Teil IV).

Die Praxis des bewußten Atmens ermöglicht das Loslassen und das Erkennen unserer Gedankenmuster. Ein wichtiger Aspekt dieses Vorgangs besteht darin, daß alte, negative Gedankenstrukturen durch neue, positive ersetzt werden. Diesem Zweck dienen verschiedene mentale Techniken. Zwei häufig angewandte und sehr effektive Formen der »Neuprogrammierung« von Gedanken sind die Visualisierung und die Affirmations-Technik. In beiden Fällen geht man von einer positiven Vorstellung aus, mit der man sich so identifiziert, daß das Gehirn dadurch beeinflußt wird, entweder indem man etwas innerlich visualisiert, oder indem man positive Feststellungen aufschreibt und immer wieder ausspricht. Beide Techniken werden häufig beim mentalen Training im Sport benutzt, ebenso bei der Therapie von Krankheiten, bei der Schulung von Geschäftsleuten (oder in anderen Bereichen, wo es darum geht, die geistige und körperliche Leistungsfähigkeit zu verbessern) und/oder wenn ein positives Ergebnis im Hinblick auf eine spezifische Herausforderung erzielt werden soll.

Die meisten gängigen Beispiele für die Affirmations-Technik findet man in der Werbung. Die Werbebranche hat längst erkannt, wie effektiv diese Technik ist, und investiert hier alljährlich enorme Summen. Heutzutage wird kaum ein neues Produkt ohne eine entsprechende Werbekampagne eingeführt. Die üblichen Werbeaussagen werden als positive Feststellungen formuliert, genau wie in der Affirmations-Technik. Viele Werbeslogans stellen einfach eine positive Tatsache fest (»Mein Toyota ist phantastisch«). Die Aussage wird möglichst oft und in möglichst vielen Medien wiederholt, so daß ihr kein Mensch auf dieser Welt entgehen kann. Der Werbespruch wird gesungen, als Anekdote erzählt, verfilmt und von Flugzeugen über den Himmel gezogen. Viel Geld und Mühe werden darauf verwendet, die Aussage so anziehend wie möglich zu gestalten. Einige große Konzerne geben auch viel Geld aus, um ihren Namen beispielsweise mit einer Gruppe von Fallschirmspringern, einem Kirchenchor oder einer Fußballmannschaft in Verbindung zu bringen. Die entsprechenden Szenen tauchen vielleicht nur einige Sekunden auf dem Fernsehschirm auf, und das Produkt muß nichts mit diesen Bildern zu tun haben. Vielmehr geht es hauptsächlich darum, etwas herzustellen, das so anders und so spektakulär ist, daß es trotz der anderen Werbespots in das Bewußtsein des Zuschauers dringt. Kurz gesagt, man versucht alles Mögliche, damit die Leute die entsprechende Aussage wahrnehmen. Bei Werbekampagnen wird keine Mühe gescheut, weil man klar nachweisen konnte, daß sie ausgesprochen effektiv sind. Die Zeit und die Wissenschaft haben gezeigt, daß unser Gehirn in dieser Hinsicht einem stumpfsinnigen Roboter gleicht, der allmählich jede beliebige neue Idee akzeptiert, wenn sie nur oft genug wiederholt wird.

Man könnte die Affirmations-Technik und die Visualisierung als private Werbekampagnen zur persönlichen Entwicklung bezeichnen. Jedes neue Konzept, das wir in unser Gehirn einführen wollen, wird von einem Werbeslogan in Form einer Affirmation oder einer bildlichen Vorstellung begleitet. Die Technik sieht so aus, daß man sich ein positives Ziel setzt und es mit einer kurzen, prägnanten und positiven Aussage oder einem Bild beschreibt. Die Aussage könnte heißen: »Die Menschen lieben und unterstützen mich.« Dieser Satz wird mehrmals wiederholt. Man kann ihn aufschreiben, auf Kassette aufnehmen, auf Video aufzeichnen, sich ein geistiges Bild davon machen, ihn in Worten oder Bildern auf die Wand malen. Es gibt unendlich viele kreative Möglichkeiten, das Gehirn zu beeinflussen. Indem man sich alle Gedanken, die mit der Aussage etwas zu tun haben, bewußt macht, können unterbewußte gedankliche Muster identifiziert werden. Die positive Aussage wird jeden negativen Gedanken, den man hat, ans Licht bringen. Es ist eine nützliche Übung, diese negativen Reaktionen aufzuschreiben, wenn sie im Bewußtsein auftauchen. Die negativen Muster kann man benutzen, um neue Affirmationen zu schaffen, die auf dieselbe Weise wiederholt werden. Indem man sich immer wieder auf die positive Aussage konzentriert, wird das Bewußtsein allmählich von seiner Negativität befreit und paßt sich an das neue Konzept an. Der Vorgang gleicht der Konzentration auf ein Licht, auf eine Gottheit oder ein anderes Symbol, das das ersehnte Ziel der Meditation darstellt.

Eine persönliche Erfahrung

Ich habe an meinem Selbstbild durch Affirmationen gearbeitet. Es war schwierig, positive Aussagen zu schreiben wie »Mein Körper strahlt in Schönheit«, weil mir nur zu sehr bewußt war, daß nicht stimmte, was ich schrieb, und daß ich daran auch nichts ändern konnte. Je mehr ich schrieb, desto ärgerlicher wurde ich. Meine Reaktionen auf die Affirmation wurden zunehmend kindischer, bis ich mich wie ein ärgerliches, unvernünftiges Kind fühlte, das sich am liebsten wild schreiend im Dreck gewälzt hätte, um seine Frustration loszuwerden. Je mehr ich mich emotional in die Kindheit versetzte, desto schneller und spontaner konnte ich meine Reaktionen aufschreiben. Ich füllte Seite um Seite mit unzusammenhängenden Worten und Sätzen, die alle meinen kindlichen Ärger darüber ausdrückten, daß ich nicht so akzeptiert wurde, wie ich war. Ich war wütend darüber, daß ich sauber sein und mich gut benehmen sollte, obwohl es mir doch sehr viel mehr Spaß machte, im Garten zu buddeln und aufregende Dinge zu entdecken. Es war der Ärger darüber, daß ich ständig kritisiert wurde, wenn ich doch nur tun wollte, was ich besonders spannend fand.

Ein wichtiges Ergebnis meiner Aufzeichnungen waren neue Erkenntnisse über die Gefühle, die ich als Kind hatte. Statt mich selbst als ängstliches und stilles Kind zu sehen, fühlte ich eine ungeheure Energie und Kraft in mir, die mit Neugier und Lebenslust einherging.

Zugrundeliegende Faktoren

Viele der rein mentalen Übungen sind jedoch zu einseitig, weil sie die Entwicklung neuer Verhaltensmuster in den Mittelpunkt stellen, ohne mit gleicher Intensität die Faktoren zu untersuchen, die dem alten Verhalten zugrunde liegen. Das funktioniert zwar manchmal gut, wenn es nur um ein spezifisches Problem geht und man lernen kann, eine bestimmte Seite der Persönlichkeit zu entwickeln, indem man das negative Verhalten auf einen anderen Bereich überträgt. Ein altes Sprichwort sagt: »Die Summe deiner Laster ist konstant.« Das heißt, wenn man eine schlechte Angewohnheit aufgibt, ist es wahrscheinlich, daß man an anderer Stelle eine neue annimmt. Wer sich in einem bestimmten Bereich seines Lebens weiterentwickelt, braucht möglicherweise an anderer Stelle ein Ventil für sein negatives Selbstbild. Anders ausgedrückt, unsere guten und schlechten Seiten sind direkt mit der Gesamtheit unserer Selbstwahrnehmung verbunden. Man kann nur so erfolgreich oder destruktiv sein, wie es die Summe unserer Gedanken erlaubt. Wenn wir auf einem Gebiet Fortschritte machen, kann das kompensatorische Rückschritte auf einem anderen Gebiet zur Folge haben. Es kann sein, daß wir bestimmte Mißerfolge brauchen, um unsere eigene Negativität auszudrücken. Es spielt keine Rolle, worin der Erfolg oder Mißerfolg besteht, solange er nur unsere Gedanken widerspiegelt. Wer sich umfassend weiterentwickeln will, muß die Faktoren identifizieren und integrieren, die den negativen Konstrukten in seinem Unterbewußtsein zugrunde liegen. Die Kombination von bewußtem Atmen und Affirmationen ist hervorragend geeignet, uns einen Zugang zum Unterbewußtsein zu verschaffen.

Jeder beliebige Gedanke über uns selbst oder unsere Weltsicht kann als Ausgangspunkt für eine Affirmation dienen. Was wir gegenwärtig denken, ist die Summe all unserer Gedanken und kann zurückverfolgt werden bis zur ursprünglichen Schlußfolgerung und dem zugrundeliegenden Ereignis. Indem wir eine positive, scheinbar unwahre Aussage wiederholen, die als Gegenteil einer negativen persönlichen Selbsteinschätzung formuliert wurde, können wir eine intensive körperliche und geistige Reaktion in Gang setzen. Das läßt sich ganz grob damit vergleichen, daß man jemandem sagt, die beste Art, das Fliegen zu lernen, sei der Sprung von einem hohen Felsen. Ein gesunder Mensch würde heftig widersprechen und zuverlässige Beweise verlangen, bevor er auch nur daran denkt, sich in eine solche Gefahr zu begeben. Es kann genauso gefährlich sein, selbst die einfache Aussage »die Menschen lieben und unterstützen mich« zu glauben, und ein Mensch, der sich oft schmerzlich ungeliebt gefühlt hat, kann darauf genauso heftig reagieren.

Wenn man eine positive Aussage als Gegenteil eines negativen Gedankens formuliert, ist es wichtig, daß man dabei keine Verneinung benutzt. Die Aussage »Ich bin nicht länger ungeliebt« ist für das »Roboter-Gehirn« zu kompliziert, weil sich die Verarbeitung von Verneinungen in einem anderen Teil des Gehirns abspielt. Die Botschaft, die das Gehirn empfängt, würde also lauten: »Ich bin ungeliebt«, also genau das Falsche aussagen. Die korrekte Affirmation heißt: »Die Menschen lieben und unterstützen mich.« Das sollte viele Male in verschiedenen Variationen wiederholt werden, während man die körperlichen und geistigen Reaktionen aufzeichnet.

Es gibt unendlich viele Beispiele für negative Gedanken, die unser Bewußtsein ausfüllen können. Die folgenden Aussagen sollen das kurz illustrieren:

– Ich muß hart arbeiten, um mein Geld zu verdienen.
– Ich brauche andere Menschen in meiner Umgebung,

damit ich mich sicher, glücklich, zufrieden oder geschätzt fühlen kann.

- Ich entschuldige mich für mein Verhalten, um Kritik von anderen zu vermeiden.
- Ich weise Komplimente von anderen zurück.
- Ich lobe andere und weise mich selbst zurück.
- Ich schaffe Helden und sehe nur ihre guten Seiten.
- Ich suche Mängel in meiner Erscheinung, obwohl ich weiß, daß meine Vorbilder sehr unnatürlich sind.

Solche Reaktionen und Gedanken kommen nicht von ungefähr. Jedes Verhalten, und sei es noch so destruktiv, basiert auf absolut logischen Schlußfolgerungen, zu denen wir im Laufe unseres Lebens gelangt sind. Das bedeutet freilich nicht, daß sie objektiv rational wären. Die Logik erschließt sich nur aus der Sichtweise der zugrundeliegenden Gedankenmuster. Da ein Großteil dieser Gedanken auf unterbewußtem Material beruht, kann es sehr schwierig sein, bei einem alltäglichen Gedanken zwischen Ursache und Wirkung zu unterscheiden. Vor allem in einer vertrauten Umgebung ist es nicht leicht, sich immer wieder daran zu erinnern, daß unsere Wahrnehmung der Realität nur eine subjektive Interpretation ist.

Eine persönliche Erfahrung

Während meiner ersten Reise nach Indien verlor ich jedes Gefühl für persönliche Kontrolle. Indien ist ein locker strukturiertes Chaos. Traditionelles und modernes Leben sind mit mystischen Vorstellungen verwoben, Yogis scheinen alle bisher bekannten Grenzen menschlicher Möglichkeiten zu überschreiten, und viele andere unerwartete, unvorstellbare Dinge mischten sich zu einem unglaublichen, traumähnlichen Bild. Es kam mir so vor, als gäbe es keine Grenzen im Leben. Es war – vorsichtig ausgedrückt – überwältigend.

Damals bestand meine Lebensphilosophie darin, mich auf das Schlimmste vorzubereiten, um nicht davon überrascht zu werden. Ich hatte gerade zum erstenmal etwas über die kreative Macht der Gedanken gehört. Die Vorstellung gefiel mir, aber ich war mir meiner Sache nicht ganz sicher. Mir machte das Gefühl zu schaffen, daß ich die Kontrolle verloren hatte. Ich dachte, wenn ich mich auf das Schlimmste vorbereite, passiert es vielleicht gerade deshalb.

Dieser Gedanke wurde allmählich immer stärker und explodierte eine Woche vor meinem Rückflug regelrecht. Ich hatte versucht, das Land früher als ursprünglich geplant zu verlassen, und man hatte mir versichert, das sei möglich. Irgendein Versehen führte jedoch dazu, daß man mir nicht erlaubte, diesen Flug zu nehmen. Die nächste Maschine ging erst eine Woche später. Während dieser Woche ließ mich die Sache nicht mehr los. Ich wurde zunehmend besessen von der Idee, daß ich mir meine Probleme selber schuf, indem ich mir Sorgen machte. Ich mußte einfach einen Weg finden, auf dem ich meine Situation wieder unter Kontrolle bringen konnte.

Mehrmals ging ich zum Büro der Fluggesellschaft, um mein Ticket rückzubestätigen, und als zusätzliche Vorsichtsmaßnahme kontrollierte ich meinen Paß. Ich stellte (natürlich) fest, daß er bei meiner Ankunft nicht abgestempelt worden war. Also konnte ich nicht beweisen, daß ich angekommen war und mich im Lande aufhielt, und deshalb würde man mich nicht ausreisen lassen.

Das gab meinen Sorgen neue Nahrung. Ich war mittlerweile überzeugt, daß ich mir weitere Probleme schaffen und nie aus dem Land herauskommen würde. Der Abflug war mitten in der Nacht. Vielleicht würde ich kein Taxi finden, oder es würde auf dem Weg zum Flughafen eine Panne haben. Um ganz sicherzugehen, bestellte ich das Taxi mehrere Stunden im voraus. Am Abend vor meinem Abflug tat ich kein Auge zu.

Das Taxi kam pünktlich. So weit, so gut. Aber nachdem wir ein paar hundert Meter gefahren waren, tat der Motor einen tiefen Seufzer und gab seinen Geist auf. Nachdem er eine halbe Stunde auf dem Motor herumgehämmert und -geklopft hatte, gelang es dem Taxifahrer, den Wagen wieder zu starten, und wir kamen immer noch viel zu früh am Flughafen an. Obwohl ich die erste beim Einchecken gewesen war, mußte ich warten und zusehen, wie alle anderen in die Abflughalle gingen. Irgend etwas war mit meinem Ticket nicht in Ordnung. Als der Schalter schloß und das Flugzeug abgehoben hatte, stand ich immer noch mit meinem Gepäck herum.

Man sagte mir, ich solle bei der Fluggesellschaft nachfragen. Aber deren Büro war geschlossen, und kein Mensch wußte, warum. Ich fand niemanden, der mir geholfen hätte. Nachdem ich einen Tag lang voller Verzweiflung alles Mögliche versucht hatte, hetzte ich schließlich zu einer anderen Fluggesellschaft, kaufte ein neues Ticket und begab mich damit – fünf Stunden zu früh – schnurstracks zum Flughafen. Der Gedanke, auch nur noch einen weiteren Tag in dieser verrückten Situation aushalten zu müssen, war mir unerträglich. Ich wollte um jeden Preis wieder zurück in meine vertraute westliche Welt. Diesmal schaffte ich es, und ich fühlte mich etwas sicherer mit einer »zuverlässigen« europäischen Fluggesellschaft, die mich problemlos an Bord ließ. So konnte ich in meinen wohlgeordneten Alltag heimkehren und allmählich wieder die »Kontrolle« über mein Leben zurückzugewinnen.

Es wäre noch viel über die Affirmations-Technik zu sagen. So viel, daß man ein eigenes Buch darüber schreiben müßte, um dieses Thema angemessen zu behandeln. Es gibt jedoch schon eine Reihe ausgezeichneter Bücher, die die Techniken der Affirmation und der Visualisierung ausführlicher beschreiben. Einige davon sind in der Literaturliste am Ende dieses Buches erwähnt.

Atemtechniken in modernen Therapieformen

Zusammen mit der Entwicklung der Psychologie haben wir gelernt, das menschliche Gehirn und unser Verhalten besser zu verstehen. Obwohl es wahrscheinlich noch lange dauern wird, bis wir das menschliche Potential voll verstehen, haben wir im letzten Jahrhundert einige Bruchstücke entschlüsseln können und dadurch erkannt, wieviel wir in diesem Bereich noch lernen müssen. Freud hat mit seiner Identifikation der verschiedenen Bewußtseinsschichten einen wichtigen Beitrag zur modernen Psychologie geleistet. Ihm folgte Reich, der die körperlichen Reaktionen zum Gehirn in Beziehung setzte. Otto Rank verhalf uns zu einem tieferen Verständnis der Folgen des Geburtstraumas. Fritz Perls entwickelte eine Therapie, die auf der Erkenntnis basierte, daß es wichtig ist, seine Emotionen auszuagieren. Allmählich haben diese verschiedenen Beiträge zu modernen Therapien geführt, die Körper und Seele gleichermaßen betreffen, durch bewußte Bewegungen, Massage, Suggestionen und Atmung. Einige sind durch Yoga und verschiedene Meditationsübungen beeinflußt, während sich andere allein auf die westliche Psychologie gründen. Unabhängig von ihrem Ursprung gehen alle davon aus, daß die Offenheit beim Atmen von großer Bedeutung für die Heilung der Psyche ist. Bestandteil aller hier beschriebenen Therapien sind dem Rebirthing ähnliche Atemmethoden. Daneben gibt es noch eine Reihe anderer Therapien wie die Primärtherapie, Wasser-Energetik, die neue Therapie nach Reich, Feldenkrais, Rolfing, Reiki und Körperharmonie, die alle großen Wert auf die Atmung legen, obwohl Atmen nicht im Mittelpunkt der Technik steht.

Orgon-Therapie
Wilhelm Reich war einer der ersten Psychotherapeuten, für den die Wechselwirkung zwischen Körper und Seele im Mittelpunkt stand. Er entwickelte eine Behandlung, die den Körper als Ganzes betrifft. Allgemein gilt er als der Begründer der körperorientierten Therapieschulen. Als Schüler Sigmund Freuds benutzte er die Freudsche Theorie der Sexualität als Grundlage seiner Studien über körperliche Blockaden bestimmter »negativer« Gefühle. Diese Untersuchungen führten zur Theorie über die muskuläre Abwehr

und die verschiedenen Gefühlszonen des Körpers. Wenn ein solches Abwehrverhalten über lange Zeit bestehen bleibt, wird es chronisch. Die Muskeln werden in einen »Panzer« eingeschlossen, den nur die Therapie wieder öffnen kann. Reich erweiterte die Behandlung der Patienten von der distanzierten Psychoanalyse auf eine aktivere Beteiligung des Therapeuten. Bei Freuds Methode saß der Therapeut hinter dem Patienten und brachte ihn dazu, frei über sich zu sprechen, wobei sich der Therapeut selbst aus dem Prozeß heraushielt. Reich dagegen saß bei der Arbeit dem Patienten gegenüber und beobachtete seinen Gesichtsausdruck, seine Körpersprache und die Gestik. Er ermutigte seine Patienten, sich stärker über körperliche Bewegungen auszudrücken, damit er ein klareres Bild der dahinter verborgenen unbewußten Gefühle gewinnen konnte. Um die Abwehrmechanismen des Patienten zu durchbrechen, provozierte er manchmal Gefühle durch sein eigenes Verhalten oder benutzte die Massage, um die verschiedenen Körperzonen zu aktivieren und durch den muskulären Panzer hindurch die darunter liegenden Gefühle zu erreichen.

Er wußte früh um die Bedeutung des Atmens und seinen Einfluß auf die Psyche. Während der Behandlung wies er seine Patienten an, tief und entspannt bis in den Genitalbereich hinein zu atmen. Die erste Abwehrreaktion gegen störende Gefühle, so behauptete er, besteht darin, daß Brustkorb und Zwerchfell die Atmung blockieren. Reich gelangte zu der Überzeugung, daß Atmen den Körper nicht nur mit Sauerstoff, sondern auch mit einer anderen Art von Energie versorgt. Immer noch Anhänger der Freudschen Theorien, nahm er die sexuelle Energie als Ausgangspunkt für seine neue Theorie. Um diese zu testen, entwarf er verschiedene Instrumente, mit denen er die elektrische Energie des menschlichen Körpers messen konnte. Er zeigte beispielsweise, daß Menschen während des Orgasmus große Mengen von Energie freisetzen, und schloß daraus, daß die orgasmische Energie von großer Bedeutung für das Wohlbefinden sei.

Reich war sich bald darüber klar, daß dieselbe Energie überall im Universum vorhanden ist. Deshalb konstruierte er weitere Instrumente, mit denen er die von ihm als Orgon-Energie bezeichneten Schwingungen in konzentrierter Form sammeln konnte. Unter anderem baute er einen speziellen Kasten, in dem der Patient konzentrierter Orgon-Energie ausgesetzt werden konnte, was er für heilsam und lebenspendend hielt. Die besten Ergebnisse mit diesem Orgon-Akkumulator erzielte er bei Krebspatienten. Reich glaubte, daß die Orgon-Energie nicht nur das Leben bewahrte, sondern auch der Anfang allen Lebens war. Indem er konzentrierte Orgon-Energie in eine völlig sterile Umgebung einbrachte, konnte er die Mikroorganismen herstellen, auf denen alles Leben aufbaut. Diese Forschung wurde später von anderen Wissenschaftlern aus Medizin und Psychologie kritisiert. Obwohl Reich mit östlichen Theorien über Lebensenergie in Kontakt kam, schuf er doch ein eigenes Konzept, das viele Parallelen zu östlichen Theorien aufweist.

Holotrope Therapie

Die Holotrope Therapie wurde von Stanislav Grof entwickelt, der wahrscheinlich besser bekannt ist durch seine Arbeit mit LSD und anderen Drogen. In den späten fünfziger und frühen sechziger Jahren war Grof ein Pionier der Drogentherapie. Nachdem er lange Zeit mit Drogen gearbeitet hatte, entwickelte er eine Atemmethode, die zu ähnlichen Ergebnissen führte. Er änderte seine Therapie zum Teil deshalb, weil die Einstellung zu Drogen kritischer wurde, zum Teil aber auch, weil er feststellte, daß Atmen zu ähnlichen Erfahrungen ohne die zum Teil dramatischen Nebenwirkungen der Drogen führte.

Das tiefe, starke, rhythmische Atemmuster der Holotropen Therapie erinnert an Rebirthing. Während der Atemtherapie läuft im Hintergrund Musik, die emotionale Reaktionen auslösen und steigern soll. Die Musik ist sehr suggestiv und stammt oft aus exotischen Gegenden. Es handelt sich vorzugsweise um unbekannte Instrumentalmusik, damit ausschließlich rein emotionale Assoziationen geweckt werden. Die Musik wird laut gespielt, damit sie den Körper und das Bewußtsein vollständig durchdringt.

Holotrope Therapie wird einzeln oder in Gruppen durchgeführt. Die Klienten werden ermutigt, nach innen auf ihre Körpersignale zu horchen und diese in Geräuschen und Bewegungen auszuagieren. Wie beim Rebirthing werden die Selbstheilungskräfte angeregt, und die Rolle des Therapeuten besteht lediglich darin, allgemeine Unterstützung zu geben oder gezielte Körperarbeit zu leisten, bei der verschiedene Teile des Körpers berührt oder massiert werden. Die gezielte Körperarbeit basiert auf dem Chakra-System und den

Auswirkungen von Blockaden in verschiedenen Chakras (siehe Seite 121–123).

Im Mittelpunkt der Holotropen Therapie stehen nicht die emotionalen Ausbrüche, sondern die emotionalen Erfahrungen. Es geht darum, Gefühle zu provozieren, die man bisher noch nicht vollständig erlebt hat. Auf diese Weise sollen Körper und Seele die Chance bekommen, die betreffenden Erfahrungen abzuschließen. Wenn die Emotion vollständig erlebt werden konnte, wird ihre Wirkung automatisch nicht mehr eine unterbewußte, sondern eine bewußte sein. Die Erfahrungen bei der Holotropen Therapie sind denen beim Rebirthing sehr ähnlich. Sie erstrecken sich von der Gegenwart bis zur Zeit im Mutterleib und noch weiter zurück bis zu Erinnerungen an frühere Leben. Dabei treten manchmal wie beim Rebirthing körperliche Zeichen oder Krämpfe auf. Die Krämpfe beschränken sich überwiegend auf den Mund und auf die Arme oder Hände.

Frank-Lake-Rebirthing-Therapie

Zur selben Zeit, als Grof mit der LSD-Therapie in den USA arbeitete, entwickelte Frank Lake in England eine ähnliche Drogentherapie, aus der allmählich eine andere Methode hervorging. Er benutzte eine Atmung, die auf Reichschen Atemmustern basierte. Zusätzlich rekonstruierte er die Geburtssituation mit Hilfe von Kissen und Matratzen. Er weckte Erinnerungen an das Gefühl der Enge im Mutterleib und im Geburtskanal, so daß man wieder »geboren« werden konnte.

Außerdem ermutigte er die potentiellen Teilnehmer, eine gewisse Zeit alleine in einem kleinen Raum, einer Höhle oder einer anderen Umgebung zu verbringen, die an den Mutterleib erinnern sollte. Die Erfahrungsberichte über Lakes Rebirthing-Therapie gleichen den Erfahrungen beim Rebirthing.

IV Die Spiritualität des Atmens

10 Atmen und Bewußtseinserweiterung

Rebirthing als spiritueller Weg

> »Die Herrschaft über den Atem besiegt alle Lei-
> denschaften, Ärger und sinnliche Begierden, sie
> verhilft zu Gelassenheit, bereitet den Geist auf die
> Meditation vor und weckt spirituelle Energie.«
>
> *Lehren tibetischer Mystik*

Rebirthing hat auch einen wichtigen spirituellen Aspekt.
Obwohl die Rebirthing-Technik allein aus Untersuchungen
über die Auswirkungen des Atmens auf Körper und Seele
hervorgegangen ist, stellte sich bald heraus, daß sie viele
Ähnlichkeiten mit traditionellen Atemtechniken hatte, die
zur Bewußtseinserweiterung benutzt wurden. Die traditionellen Techniken sind im Laufe der Jahrhunderte sorgfältig
abgestimmt worden, damit sie ein exakter Schlüssel zur
Herbeiführung veränderter Bewußtseinszustände werden
konnten. Im Verlauf ihrer geduldigen und gründlichen Suche nach Möglichkeiten, Körper und Geist zu reinigen, ent-
deckten und erforschten Yogis und andere spirituelle Sucher die herausragende Rolle der Atemmechanismen bei der
Kontrolle des Bewußtseins. Auf diesem Weg wurden Atemübungen ein zuverlässiges Rüstzeug für die spirituelle Suche. Seit jeher haben Schamanen und Medizinmänner die
Atmung benutzt, um veränderte Bewußtseinszustände herbeizuführen und Wissen und Heilkräfte zu erlangen. Atmen

hat sich als die beste Methode zur Bewußtseinserweiterung erwiesen.

Im Westen wurde das traditionelle Wissen um veränderte Bewußtseinszustände viele Jahrhunderte lang abgelehnt. Es überlebte nur in weit entfernten Kulturen, die ihre Traditionen beibehielten, und bei wenigen Mystikern, die ihr Wissen geheimhielten. Jahrhundertelang galten in der christlichen Kirche veränderte Bewußtseinszustände als Bedrohung, und sie wurden entsprechend behandelt. Es ist erst wenige hundert Jahre her, daß Hexen und Magier wegen ihres Wissens um die alten Techniken verfolgt wurden. Selbst heute noch gelten Praktiken wie das bewußte Atmen, die das Bewußtsein verändern können, als verdächtig, und man betrachtet sie mit einer gewissen Furcht. Es gibt jedoch eine Tendenz in der modernen Forschung, den Abgrund zwischen Wissenschaft und Spiritualität zu überbrücken. Vor allem die Erkenntnisse der Quantenphysik waren ein großer Schritt in diese Richtung. In der Psychologie gab es eine ähnliche Bewegung, die dazu führte, daß die spirituellen Aspekte der Psyche stärker wahrgenommen wurden. Während der sechziger Jahre, als psychedelische Drogen von Psychologen untersucht wurden, konnte der spirituelle Aspekt der menschlichen Erfahrung nicht länger geleugnet werden. Unter dem Einfluß von Drogen hatten die Leute religiöse Erlebnisse, die auf bemerkenswerte Weise dem ähneln, was in traditionellen religiösen Schriften zu lesen ist. Viele moderne Therapien wie Rebirthing schließen spirituelle Aspekte der menschlichen Psyche aus demselben Grund mit ein.

Die neueren psychologischen Schulen, angefangen bei Sigmund Freud, haben ursprünglich streng zwischen Religion und Psychologie unterschieden. Obwohl Freud ein intellektuelles Interesse an Religion hatte, berührte er das Thema kaum. In der späteren Revision seiner frühen Theorien erkannte er jedoch, daß bestimmte geistige Phänomene mit dem Konflikt zwischen Eros, dem Liebesinstinkt und Schöpfer der höheren Einheit, und Thanatos, dem Todesinstinkt, zu tun haben könnten.

C. G. Jung gelang später ein tieferer Einblick in das menschliche Potential, besonders mit seiner Traumforschung und der Entwicklung der Jungschen Analyse. Ausgehend von klinischen Beobachtungen entwickelte er das Konzept des kollektiven Unbewußten mit seinen archetypischen Charakteren und Phänomenen. Er führte auch das Konzept der Synchronizität ein – das gleichzeitige Auftauchen eines bestimmten psychischen Zustands mit einem oder mehreren äußeren Ereignissen, die als bedeutsame Parallelen zum gegenwärtigen subjektiven Zustand erscheinen. Mit anderen Worten, er stellte fest, daß bei seinen Patienten jede Menge »unerklärlicher Zufälle« passierten. Einige dieser Zufälle waren so bemerkenswert und außerhalb jeden normalen Verhaltens, daß sie nur als »psychotisch« beschrieben werden konnten. Seine Erkenntnisse führten ihn tief in den Mystizismus hinein, und er war fasziniert von den traditionellen östlichen Weisheitslehren.

»Ich hatte das Gefühl, daß ich am Rande der Welt angekommen war. Was mich brennend interessierte, war für andere ohne jede Bedeutung oder sogar ein Grund zur Angst.

Angst wovor? Ich konnte keine Erklärung dafür finden. Schließlich lag doch nichts Absurdes oder Weltbewegendes in der Vorstellung, daß es Ereignisse geben könnte, die die begrenzten Kategorien von Raum, Zeit und Kausalität überschreiten!«

Jung (1987)

Abraham Maslow hat mit seinem grundlegenden Modell der menschlichen Persönlichkeit ebenfalls zu den nicht-materialistischen Theorien beigetragen. In den frühen Stadien seines Modells geht es um Erinnerungen und Geburtstraumata. Diesen Erfahrungen folgt das Ansammeln neuer Werte, die Motivation, ein erweitertes Verständnis und das Erleben der Spiritualität. Ganz an der Spitze der Pyramide stehen die Höchstleistungen, wenn ein Mensch seine geistigen und körperlichen Fähigkeiten optimiert hat und dadurch Gefühle von Harmonie und kosmischer Einheit erfährt.

Transpersonale Erfahrungen

Wie schon erwähnt, kann Rebirthing zu transpersonalen Erfahrungen oder zum Erwachen der Kundalini führen, wie es in der Terminologie des Yoga heißt. Den Ausdruck transpersonale Erfahrungen definiert die Holotrope Therapie als »die Ausdehnung des Bewußtseins über die Grenzen des Ego und die Begrenzungen von Zeit und Raum hinaus«. Solche Erfahrungen führen dazu, daß man außergewöhnliche neue Dimensionen des Gehirns entdeckt, ein neues Verständnis des Lebens entwickelt und einen Zuwachs an persönlicher

Weisheit erfährt. Dadurch können sich auch die psychischen Fähigkeiten erweitern, z. B. Telepathie, Hellsehen, prophetische Gaben oder außerkörperliche Erfahrungen. (Ähnliches berichten östliche Schulen vom Erwachen der Kundalini.)

Diese neuen Dimensionen erreicht man gewöhnlich nach einer ganzen Reihe von Rebirthing-Sitzungen, die blockierte Erinnerungen, insbesondere Geburts- oder Nahtodeserlebnisse, Schicht um Schicht auflösen. Leonard Orr beschreibt diesen Prozeß als »Auflösung der Todessehnsucht«. Zu viele negative Gedanken über das Selbst können dazu führen, daß man sich danach sehnt, zu sterben, um einen Ausweg aus der Situation zu finden. Diese Gedanken werden überwiegend ins Unterbewußte verdrängt, bis sie in Rebirthing-Sitzungen aufgedeckt werden. Gleichwohl beeinflussen sie das Verhalten und die Wahrnehmung des Menschen negativ und liegen selbstzerstörerischem Verhalten zugrunde.

Es gibt eine Notbremse im Bewußtsein, die man überwinden muß, ehe man an tiefere Bewußtseinsschichten herankommt. Diese Bremse kann in Extremsituationen spontan zusammenbrechen, beispielsweise unter Lebensgefahr, bei intensiven Glücksgefühlen, unter dem Einfluß von Drogen oder unter anderen außergewöhnlichen Bedingungen. Das ist verbunden mit der oft berichteten Erfahrung, daß das ganze Leben wie ein Film vor einem abläuft, wenn man sich dem Tod nahe fühlt. Die Notbremse kann aber auch auf eine entspanntere und sichere Weise in einer Rebirthing-Sitzung überwunden werden. Wenn im Körper und in der Atmung genug Spannung abgebaut worden ist, entsteht so viel Offenheit, daß diese Schichten erreicht werden können.

Transpersonale Erfahrungen können manchmal überwältigend sein und zu einer sofortigen Änderung der Persönlichkeit führen, sie können sogar eine vorübergehende Psychose auslösen. Manche Leute erleben ein Gefühl von Grenzenlosigkeit und Einheit mit dem Universum, sie fühlen sich von Liebe durchströmt und haben intensive religiöse Erlebnisse, in denen sie Gott oder Jesus begegnen. Solche intensiven Erfahrungen können auch in einer Rebirthing-Sitzung und bei anderen, ähnlichen Techniken auftreten. Der kurzfristig überwältigende Effekt kann als negativ erlebt werden, obwohl die Sicherheit und Geborgenheit einer Rebirthing-Sitzung solche negativen Reaktionen auf ein Minimum reduziert. Langfristig jedoch werden solche Ereignisse im allgemeinen als positiver, kraftvoller Teil des persönlichen Heilungsprozesses gesehen.

Die positiven Langzeiteffekte der transpersonalen Erfahrungen sind in der traditionellen Psychotherapie grundsätzlich nicht anerkannt. Dadurch fehlt das Verständnis und die Erfahrung, angemessen damit umzugehen. Menschen, die spontan in ihrem Alltag transpersonale Erlebnisse haben, werden deshalb zur psychiatrischen Behandlung ins Krankenhaus eingewiesen. Selbst wenn es im Rahmen einer traditionellen Psychotherapie zu entsprechenden Erfahrungen kommt, werden diese in der Regel als negativ betrachtet und abgeblockt. Die traditionelle Psychiatrie blockiert diese Art »psychotischer« Reaktionen mit Medikamenten oder sogar mit Elektroschocks.

Stanislav Grof – unter anderen – versucht jetzt, diese Einstellung in der traditionellen psychologischen Diagnose dadurch zu verändern, daß er auf das enorme Heilungspotential dieser Art von Erfahrungen hinweist. Zusammen mit seiner Frau Christina hat Grof ein weltweites Netzwerk von Therapeuten gegründet, die alle dafür ausgebildet sind, mit »spirituellen Notfällen« umzugehen. Ihr Ziel ist es, die transpersonalen Erfahrungen als Erweiterung des menschlichen Potentials in die Psychotherapie zu integrieren.

Diese andere Einstellung, um die moderne Therapeuten in der westlichen Welt heute kämpfen, hat es in den östlichen Kulturen immer gegeben. Dort gelten transpersonale Erfahrungen als wichtiger Schritt zur spirituellen Erleuchtung – dem höchsten Ziel. Transpersonale Erfahrungen betrachtet man als kurzen Moment des Unbehagens auf dem Weg zum inneren Frieden und zu mehr Harmonie im Leben. Diese verschiedenen Sichtweisen machen deutlich, daß wir uns nach Osten wenden müssen, wenn wir den spirituellen Aspekt des Rebirthing verstehen wollen. Wir werden uns deshalb im folgenden die östlichen spirituellen Erklärungen und die Bedeutung der Atmung in der Geschichte der verschiedenen traditionellen Techniken genauer ansehen.

11 Atmen in verschiedenen Kulturen: ein historischer Überblick

Ein semantischer Ansatz

Die Bedeutung, die der Atem und die Atmung im Laufe der Zeit gewonnen haben, spiegelt sich in der Struktur der Sprache wider. In vielen Sprachen gibt es eine klare und enge Verbindung zwischen den Ausdrücken für Atem und Atmung und den Ausdrücken für Seele oder Geist: In West-Australien benutzen die Aborigines dasselbe Wort *waug* für den Atem, die Seele und den Geist. In Kalifornien verwenden die Indianer, die Netala sprechen, das Wort *piuts* für das Leben, den Atem und die Seele. Auf Java werden Atem, Leben und Seele mit demselben Wort *nawa* bezeichnet.

Die Ureinwohner von Grönland kennen zwei verschiedene Quellen der menschlichen Seele: die eine ist der Schatten, die andere der Atem des Menschen. In der malaiischen Tradition heißt es, daß die Seele eines Sterbenden den Körper durch die Nasenlöcher verläßt. Eine nicaraguanische Tradition, die 1528 aufgezeichnet wurde, gibt folgende Erklärung für das, was im Augenblick des Todes geschieht:

»Wenn sie sterben, kommt aus ihrem Mund etwas, das einer Person ähnelt und *julio* genannt wird (abgeleitet vom aztekischen Wort *yuli*, leben). Dieses Wesen geht irgendwohin, wo Männer und Frauen sind. Es ist wie ein Mensch, aber es stirbt nicht, und der Körper bleibt hier.«

Eliade (1967)

Wenn bei den Seminolen, den Ureinwohnern Floridas, eine Frau bei der Geburt starb, wurde das neugeborene Kind über das Gesicht der Mutter gehalten, damit es einen Teil ihrer Seele einatmen konnte, wenn sie den Körper verließ. Dieser Brauch sollte dem Neugeborenen einen Teil ihrer Stärke und ihres Wissens geben. Die alten Römer hatten eine ähnliche Tradition. Wenn jemand starb, beugten sich die Familienmitglieder über ihn, um einen Teil der Seele einzuatmen, wenn sie den Körper verließ. Dieselbe Vorstellung findet man auch in alten Volksliedern über den germanischen Kriegsgott Tyr, in denen es heißt, daß die Seele den Körper im Moment des Todes durch den Mund verläßt.

Die semitischen und die indo-europäischen Sprachen gelten als die ältesten der Welt. Im Hebräischen wird das Wort *nephesh*, das Atmen heißt, wiederum mit allen Bedeutungen verknüpft: Leben, Seele und Atem. Auch die Worte *ruach* und *neshamah* vereinen Atem und Geist miteinander. lm Arabischen bedeuten die Worte *nefs* und *ruh* dasselbe. In den slavischen Sprachen hat das Wort duch seine ursprüngliche Bedeutung, nämlich Atmung, verändert und bezeichnet jetzt die Seele oder den Geist. Im Rumänischen heißt *duk* Atmung, Seele oder Geist. Das deutsche Wort *Geist* hat sich auf dieselbe Weise entwickelt. Im Schwedischen kann *ande* Seele, spirituelles Wesen oder Persönlichkeit bedeuten, und das Wort *anda* bezeichnet den Lebensfunken, die Atmung, eine bestimmte Art zu denken oder das

Wesen einer Sache. Im Englischen kommt das Wort *ghost* auch von atmen. Ganz ähnlich bedeutet das Wort Inspiration nicht nur einatmen, sondern auch inspiriert sein. Es ist ganz klar mit »Geist« *(spirit)* verknüpft und bedeutet »im Geist« oder »in einem Zustand erweiterten Bewußtseins« zu sein.

Die bewußte Atmung und ihre Anwendungsmöglichkeiten

Seit jeher haben sich die Menschen um eine gezielte Veränderung von Atemmustern bemüht. Traditionell ging es dabei um drei verschiedene Ziele: erstens die Reinigung der Sinne (körperlich und spirituell), um ihr Potential zu erkunden; zweitens die Heilkraft; und drittens, auf der religiösen Ebene, die Erfahrung von Transzendenz und den Kontakt mit anderen Dimensionen der Wirklichkeit. Bisher haben wir uns kurz mit den ersten beiden Zielen beschäftigt: die Reinigung und die Heilung des Körpers. Jetzt werden wir uns vor allem auf die spirituellen Aspekte konzentrieren.

In den traditionellen Kulturen sind viele verschiedene Schulen mit unterschiedlichen Techniken der bewußten Atmung entstanden; hauptsächlich in Indien und China, wie wir schon früher festgestellt haben, aber auch in Persien, Arabien, Ägypten und im antiken Griechenland und Rom. Viele dieser Kulturen haben eine bestimmte Form der bewußten Atmung in ihr jeweiliges Medizinsystem integriert. Alle oben erwähnten Kulturen hatten zu irgendeinem Zeitpunkt Kontakt miteinander. Bei der Entwicklung von Atemtechniken war es vorwiegend der Osten, der den Westen beeinflußte, aber es mag auch einen gewissen Austausch in der entgegengesetzten Richtung gegeben haben. Höchstwahrscheinlich bilden die chinesischen und indischen Theorien die Grundlage für die Schulen der bewußten Atmung, die sich in Griechenland, Ägypten und im römischen Kulturkreis entwickelt haben. Unter allden verschiedenen kulturellen Traditionen der Technik des bewußten Atmens haben die tibetische, die chinesische und die indische heute den größten Einfluß. Sie werden in ihren Ursprungsländern immer noch breit angewendet und sind mittlerweile auch weltweit bekannt geworden.

Sowohl die Idee als auch die Praxis des Rebirthing ist mit all diesen alten Kulturen verknüpft. Wenn ich mich jetzt im folgenden auf die indische Yoga-Tradition konzentriere, sollte das lediglich als schematischer Umriß der alten Prinzipien verstanden werden (die in den verschiedenen Kulturen sehr ähnlich sind).

Seit jeher gab es in Indien ein starkes Interesse an bewußter Atmung, und so haben sich dort im Laufe der Zeit eine Reihe unterschiedlicher Atemtechniken entwickelt. Die bewußte Atmung spielte in den verschiedenen Yoga-Schulen ebenso eine herausragende Rolle wie in der ayurvedischen Medizin. Das Wort Yoga bedeutet Einheit. Es hat denselben Ursprung wie das englische Wort *yoke*. Sein Ziel ist die Einheit mit den kosmischen Kräften und die Kanalisierung und Kontrolle der persönlichen Energien. Anders ausgedrückt, die Technik konzentriert sich darauf, wie man seine eigenen geistigen und körperlichen Kräfte mit den Kräften des Universums in Einklang bringen kann. Die Ursprünge des Yoga sind nicht bekannt, auch nicht, wie alt die Tradition ist. Sie ist wahrscheinlich über viele Generationen von den indischen Ureinwohnern entwickelt worden. Erste Hinweise auf Yoga-Praktiken stammen aus der vor-arischen Harappa-Kultur, die zwischen 3000 und 1500 vor Christus im Industal (jetzt ein Teil von Pakistan) existierte. Es war eine hochentwickelte Zivilisation mit einer Schriftsprache (die aber nicht entziffert werden konnte) sowie umfassenden Handelsbeziehungen zu anderen Völkern. Als die Arier das Industal um 1500 vor Christus eroberten, übernahmen sie viel von der Harappa-Kultur, einschließlich der Theorie und Praxis des Yoga.

Während des 5. Jahrhunderts vor Christus überschwemmte eine Welle von spirituellen Bewegungen den indischen Subkontinent. Im Zusammenhang damit begann auch die eigentliche Entwicklung des Yoga. Gleichzeitig entstanden Buddhismus und Jainismus in Indien. Zu Beginn ergänzte Yoga eines der sechs klassischen philosophischen Systeme in Indien, doch allmählich entstand daraus eine unabhängige eigene Philosophie. Es ist nicht genau bekannt, aus welcher Zeit die erste schriftliche Schilderung des klassischen Yoga stammt. Aber wir wissen, daß der erste namentlich bekannte Autor, Patanjali, nicht der Begründer des Yoga war, sondern lediglich eine schon existierende Theorie beschrieb.

Man kann Yoga als eine langsame, durchgreifende Reinigung von Körper und Seele verstehen. Dieses Ziel wird mit verschiedenen Methoden erreicht. Das System, das Patanjali beschrieb, nennt man heute Raja Yoga, d. h. Yoga der Gedankenkontrolle. Der Ausgangspunkt aller Bemühungen, eine höhere spirituelle Ebene zu erreichen, ist der Verstand. Raja Yoga, manchmal auch als der Königsweg des Yoga bezeichnet, kennt acht verschiedene Stufen oder Wege zur Bewußtseinserweiterung. Diese unterschiedlichen Stufen betreffen gesellschaftliche und persönliche Lebensregeln, körperliche Übungen, Atemübungen und spirituelle Übungen. Alle Stufen verfolgen ausschließlich das eine Ziel: den Alltag so zu leben, daß man die Einheit mit dem Absoluten erreicht.

Hatha Yoga ist das Yoga der Körperkontrolle, dessen Ausgangspunkt der Körper ist. Das Wort Hatha setzt sich zusammen aus *ha,* was Sonne bedeutet, die positive Energie in ihrer maskulinen Form, und für die Einatmung steht, und *tha,* was Mond bedeutet, die negative Energie in ihrer femininen Form, und für die Ausatmung steht. *Ha* repräsentiert außerdem den esoterischen Aspekt und *tha* den Körper. Hatha Yoga basiert auf der Vorstellung, daß, wenn der Geist den Körper beeinflussen kann, auch umgekehrt der Körper Einfluß auf den Geist hat: Denn selten leidet jemand unter körperlichen Verspannungen, ohne auch geistig angespannt zu sein oder unter Streß zu stehen, wobei es fast immer so ist, daß die geistige Anspannung am Anfang steht und die körperlichen Verspannungen verursacht.

Yoga enthält bestimmte Konzepte, die in keine westliche Kategorie passen. Im Osten hat man jahrtausendelang die subjektive Perspektive gepflegt und dazu innere Erfahrungen genutzt, die durch Yoga oder Meditation erlangt wurden. Diese Sichtweise beginnt im Westen gerade erst Fuß zu fassen, hauptsächlich dank der Erkenntnisse der modernen Physik. Vorher gab es einfach keine Veranlassung, sich um

Phänomene zu kümmern, die nicht in die streng zwischen Körper und Seele unterscheidende materialistische Weltsicht paßten.

Das vielleicht wichtigste Konzept im Yoga ist das Prana-Konzept (Sanskrit für absolute Energie). Prana ist das Grundprinzip der Energie, die kosmische Lebenskraft, die jedes Atom im Universum durchdringt. Alles, was im Universum geschieht, alles, was wir tun und denken, kann (potentiell) in Harmonie mit der kosmischen Lebenskraft und damit in höchster Perfektion geschehen. In solch einem Fall wird keine Energie verbraucht; nichts wird zerstört oder abgenutzt. Die Energie strömt auf allen Ebenen in völliger Offenheit und Ausgewogenheit, vom Mikrokosmos bis zum Makrokosmos. Prana stimuliert das Wachstum in allen lebenden Organismen auf der Ebene der kleinsten Zellen. Und Prana kennzeichnet auch den Unterschied zwischen dem Lebendigen und den leblosen Dingen. Alles Lebendige braucht Prana, um existieren zu können.

Prana ist allgegenwärtig, und unser Körper kann es mit der Nahrung, über die Haut, aber vor allem durch die Atmung aufnehmen. Aber Prana ist nicht dasselbe wie Sauerstoff. Prana ist vielmehr das, was dem Sauerstoff seine lebenspendende Qualität gibt. Wenn man bei völlig entspanntem Körper und offenem Bewußtsein sehr konzentriert atmet, kann man in Kontakt mit seiner inneren Atmung kommen. Das ist eine Art von Bewußtseinsatmung, die den Körper befähigt, Prana effektiver aufzunehmen. In der modernen westlichen Denkweise entspricht das Prana-Konzept am ehesten der elektromagnetischen Strahlung, von der man annimmt, daß sie die grundlegende Energie der kleinsten

Teilchen darstellt, und die es als Hintergrundstrahlung überall im Universum gibt.

Als Pranayama werden Atemübungen bezeichnet, die ein zentraler Bestandteil des Yoga sind. Das Wort Pranayama ist eine Kombination aus Prana (Energie) und Yama (Übung). Im Hatha Yoga gibt es eine große Zahl unterschiedlicher Körperübungen und Reinigungsprozesse, die alle darauf abzielen, den Körper zu reinigen und auf höhere spirituelle Erfahrungen vorzubereiten. In all diesen Übungen ist die richtige Atmung enorm wichtig.

> »Herausragende Autoritäten haben darauf hingewiesen, daß eine einzige Generation von Menschen, die richtig atmen, die ganze Menschheit erneuern würde und Krankheiten nur noch so selten aufträten, daß man sie als Kuriosität betrachten würde. Ganz gleich, ob man es vom östlichen oder westlichen Standpunkt aus betrachtet, die Verbindung zwischen korrekter Atmung und Gesundheit ist rechtzeitig erkannt und erklärt worden.«
>
> *Yogi Ramacharaka, The Hindu-Yogi Science of Breath*

Darüber hinaus gibt es eine große Zahl spezieller Atemübungen, deren Ziel darin besteht, den Körper mit zusätzlichem Prana zu versorgen oder die schlafende Kundalini-Energie freizusetzen. Ein Mensch, der die Kundalini in seinem Körper weckt, gewinnt Zugang zu anderen Dimensionen der Wirklichkeit. Die Wirkungen des Pranayama werden schon in den frühesten schriftlichen Aufzeichnungen über Yoga erwähnt:

»Durch Pranayama wird die Kraft zur Levitation erreicht
(Kechari Sakti),
durch Pranayama werden Krankheiten geheilt,
durch Pranayama wird Sakti (spirituelle Energie)
  geweckt,
durch Pranayama findet man zu geistiger Ruhe
und zur Steigerung der geistigen Kräfte (Hellsehen usw.);
dadurch wird der Geist von Glückseligkeit erfüllt;
wahrlich, wer Pranayama praktiziert, ist glücklich.«

Gheranda Samhita, Vers 57

Das Konzept des Pranayama ist überall in Indien bekannt.
In der *Bhagavad Gita,* der wichtigsten und meistgelesenen
klassischen indischen Schrift, kann man über die Bedeutung des Pranayama lesen:

»Einige opfern das Einatmen im Ausatmen,
und das Ausatmen im Einatmen.
Indem sie die Bewegung von Ein- und Ausatmen
  anhalten,
wird die Atemkontrolle für sie das letzte Ziel!«

Bhagavad Gita 4:29

Anders als beim Rebirthing atmet man im Pranayama meist
langsam und ohne eine Verbindung zwischen Einatmung
und Ausatmung. Im Pranayama kommt es darauf an, den
Atemrhythmus zu verlangsamen. An bestimmten Punkten
muß man den Atem sogar ganz anhalten. Die Atmung soll
rhythmisch sein und in folgende Phasen unterteilt werden:
die Einatmung, das Anhalten des Atems und die Aus-

atmung. Diese drei Stadien sollen jeweils ungefähr gleich lang sein. Es gibt jedoch bestimmte Pranayama-Übungen, bei denen man schneller als üblich atmet. Dadurch wird Kohlendioxid aus dem Blut entfernt, während es gleichzeitig mit Sauerstoff angereichert wird: Es hat sich gezeigt, daß diese Kombination das Atemzentrum im Gehirn und das gesamte sympathische Nervensystem beruhigt.

In der Yoga-Tradition werden Körper und Seele des Menschen als Einheit betrachtet. Traditionell finden die Übungen zur inneren Entwicklung in einem speziellen Rahmen statt, wobei die Lehren von einem Guru vermittelt werden. Guru bedeutet innerhalb der Yoga-Tradition Lehrer oder Meister. Man unterscheidet zwischen dem *guru* (Lehrer), dem *sad guru* (großer Guru), dem *parama guru,* der höher steht als der *sad guru,* und dem *patmatsdi guru,* dem höchsten Guru. Weil Yoga eine Lehre ist, die zu einer höheren Stufe der spirituellen Entwicklung führt, ist es wesentlich, daß die Lehrer selbst die spirituelle Ebene erreicht haben, die sie anderen weitervermitteln wollen. (Dieses Kriterium gilt auch für Rebirther. Für seine Schüler erfüllt der Guru die Funktion eines Katalysators und wirkt als Verbindungsglied zu den höheren Bewußtseinsstufen.

Der Yoga-Schüler strebt danach, Fähigkeiten zu entwickeln, die man im Westen für übernatürlich hält. Es ist deshalb nicht immer erforderlich, daß sich Guru und Schüler körperlich begegnen. Telepathische Führung kann auf verschiedene Weise stattfinden. Ein wesentliches Element im Verhältnis zwischen Guru und Schüler besteht darin, daß der Schüler selbst seinen Guru auswählt und dann für den lebendigen Kontakt mit diesem Guru verantwortlich bleibt.

Yoga hat sich mittlerweile fest in der ganzen Welt etabliert. Im Westen ist Hatha Yoga die am häufigsten praktizierte Form. Bis zu einem gewissen Grad hat man es hier jedoch aus dem spirituellen Rahmen herausgelöst, in dem es ursprünglich entwickelt wurde, und es wird tendenziell nur noch als ein System von Übungen verstanden, die der persönlichen Entwicklung sowie der körperlichen oder seelischen Entspannung dienen, oder es wird als eine Methode benutzt, mit der man bestimmte körperliche Probleme lösen kann.

Die vielen Gesichter der Kundalini

Da das Erwachen der Kundalini für die Bewußtseinserweiterung eine wichtige Rolle spielt, werden wir uns genauer ansehen, welche Bedeutung es in den traditionellen Übungen hatte.

Obwohl das Konzept der Kundalini (und seiner Entsprechungen in anderen Kulturen) beim Prozeß der Bewußtseinserweiterung im Mittelpunkt steht, ist das Erwachen der Kundalini selbst kein Ziel. Aber es ist ein entscheidender Schritt hin zur Bewußtseinserweiterung und Erleuchtung. Das Erwachen der Kundalini löst den Reinigungs- und Erweiterungsprozeß aus, der die Psyche befähigt, ihre gegenwärtigen Grenzen zu überschreiten.

In den zahlreichen genauen Beschreibungen, die die indischen und chinesischen Schulen vom Erwachen der Kundalini geben, ist die Bedeutung des Vorgangs unübersehbar. Dies sind nicht die einzigen Quellen. Ähnliche Berichte finden wir bei christlichen Mystikern, Sufis und Ureinwohnern aus den verschiedensten Teilen der Welt. Obwohl sich die Terminologie unterscheidet, illustrieren auch viele Geschichten aus der ägyptischen und griechischen Mythologie das Erwachen der Kundalini. Isis, die ägyptische Erdmutter (deren Symbol die zusammengerollte Schlange ist) und Osiris haben eine enge Verbindung zu den Kundalini-Kräften und können als die ägyptischen Entsprechungen zu Shiva und Shakti gesehen werden.

In der älteren Literatur findet man oft interessante und detaillierte Geschichten über tiefreligiöse Menschen und ihren Weg zu Gott. Diese Berichte handeln oft von jungen Frauen. Sie beschreiben Kämpfe mit dem Teufel oder intensive Erfahrungen mit Christus oder Gott. Solche Erlebnisse ähneln sehr dem Erwachen der Kundalini. Am Anfang stehen oft intensive Gebete, Fastenzeiten oder asketische Praktiken. Zu den Symptomen gehören unerklärliche Krankheiten mit hohem Fieber, Zittern, Krämpfen, Halluzinationen, vorübergehenden Geistesstörungen. Die Krankheit verschwindet meist ebenso schnell und unerklärlich, wie sie gekommen ist.

Ein Buch, das um 1300 herum veröffentlicht wurde, erzählt die Geschichte von der religiösen Suche einer jungen Frau – der seligen Kristina von Stommeln. Sie hatte viele religiöse Erlebnisse mit starken physischen und psychischen Reaktionen. Eine Passage enthält den ausführlichen Bericht einer solchen Erfahrung, der auch ein Bericht über das spontane Rebirthing sein könnte:

»Nachdem sie drei oder vier Stunden so gesessen hatte, leicht nach vorn gebeugt auf der Bank, Gesicht und Hände mit einem Schleier bedeckt, seufzte sie plötzlich, so daß sich der Körper leicht bewegte. Sie begann langsam zu atmen, langsamer und leichter, als man normalerweise atmet. Ihr Atem ging so ungewöhnlich langsam, daß man ihn kaum bemerkte. Sie atmete, wie ich sagte, viel langsamer und leichter als normal, aber die Zeit zwischen der Ein- und Ausatmung war trotzdem (was widersprüchlich erscheint) viel länger als gewöhnlich. Nachdem sie so für die Zeit von etwa zwei Messen gesessen hatte, begann sie allmählich auf gewöhnliche Art tiefer zu atmen. Dann fing sie an zu reden, aber immer noch so leise, daß man es nur mit großer Mühe hören konnte, und nicht in zusammenhängenden Sätzen, sondern völlig ohne jeden Zusammenhang, Kosenamen und Liebesworte wie ›mein über alles Geliebter‹, ›mein Schatz‹, ›mein Liebster‹, ›Liebling‹ und ›Bräutigam‹, wobei sie mit einem seltsamen Zittern zu jubeln schien, so daß ihr ganzer Körper zitterte, und in diesem zitternden Jubel verharrte sie länger als ein Miserere dauert, all dies in ein- und demselben Atemzug, wobei sie wieder erstarrte, aber nicht mehr so lange. Dieses Stadium von Lachen, Zittern, Glückseligkeit und Freude – ich weiß nicht, wie ich es beschreiben soll, weil ich vorher noch nie etwas Ähnliches gesehen habe –, dauerte, denke ich, so lange wie etwa zwei Messen. Wer sie ansah, war zu Tränen gerührt von ihrer unglaublichen Heiligkeit und ihrer brennenden Liebe, die sie hiermit auf vielfältige Weise ausdrückte.«

Dacia (1965)

Die Rituale von Ureinwohnern verfolgen auf ähnliche Weise die Absicht, die Kundalini-Kräfte zu wecken. Die Männer des !Kung-Stammes aus der Kalahari-Wüste tanzen stundenlang, um »n/um zu wärmen«, damit sie das Stadium von »!kia« erreichen. N/um ist der Kundalini sehr ähnlich. !Kia ist dasselbe wie ein transzendenter Zustand und wird herbeigeführt, um Verspannungen zu lösen, geistige Klarheit und Kraft zu gewinnen und Krankheiten zu heilen. »Schnelle, oberflächliche Atmung bringt n/um hervor, … dann gelangt n/um in die verschiedenen Teile des Körpers von den Zehenspitzen bis zu den Haarwurzeln.« Ein Augenzeuge zeichnet ein lebhaftes Bild des rituellen Tanzes.

> »Am Anfang ist der Rhythmus zurückhaltend, aber man kann die enorme Anspannung spüren, als ob eine Flut von Energie unter strenger Kontrolle gehalten würde … Man fühlt, wie die Kraft vergangener Jahrtausende sanft an die Seele rührt und im Inneren seltsame Antworten auslöst … Für sie ist die Trance-Welt real, und das Überleben in der Welt des Lebendigen hängt davon ab, ob man erfolgreich mit der Welt des Nicht-Lebendigen Verbindung aufnehmen kann.«
>
> *Main (1987)*

Der Stamm der !Kung wurde jahrelang sorgfältig erforscht, weil diese Menschen in der Lage waren, ihren traditionellen Lebensstil über lange Zeit mehr oder weniger unverändert zu bewahren. Zudem leben sie in einem Teil der Welt, wo die ältesten Spuren der menschlichen Geschichte gefunden wurden. Die !Kung waren unter anderem Gegenstand vieler medizinischer Untersuchungen, vor allem, weil ihnen übernatürliche Fähigkeiten nachgesagt werden. Deshalb gibt es auch eine medizinische Erklärung dafür, wie es während der Tänze zur Trance kommt.

»Stunden intensiven Tanzens stimmen jeden Muskel auf den Rhythmus ein, und es entsteht eine exakte und gleichmäßige Balance zwischen dem Bedarf und dem Angebot an Sauerstoff. Um die Trance einzuleiten, schränken die Tänzer ihre Atmung ein, ohne jedoch ihre körperliche Anstrengung zu verringern. So entsteht ein Sauerstoffmangel, der zu Schläfrigkeit und heftigem Schwitzen führt. Das Herz pumpt stärker, damit das Blut schneller durch die Lungen fließt, und gleichzeitig steigt der Blutdruck im Gehirn.«

Bjerre (1960)

Um *n/um*-Meister zu werden, ist der Prozeß selbst das einzig entscheidende Kriterium, aber es ist hilfreich, wenn man über eine reiche Vorstellungskraft verfügt und empfindsam ist. Jeder, der *n/um* erlebt und das *!kia*-Stadium erreichen kann, wird automatisch *n/um*-Meister. Die Frauen sitzen im Kreis, klatschen und spornen die Tänzer an. Die Älteren, die die Trance fast willentlich herbeiführen können, erreichen das *!kia*-Stadium leichter.

Im Zazen oder der Zen-Mediation kennt man das Konzept des *makyo* (*ma* bedeutet Teufel, *kyo* bezeichnet die objektive Welt). Gemeint ist damit, daß an einem bestimmten Punkt diabolische Phänomene auftreten, wenn man die Meditation zur spirituellen Entwicklung einsetzt. *Makyo* ist eine traumähnliche Mischung aus wirklichen und unwirklichen Phänomen. Dazu gehören Visionen, Halluzinationen, Phantasien, Träume, Bilder, Geräusche, Gerüche oder Veränderungen der Homöostase (Körpertemperatur, Schweiß usw.) – alles wird, so heißt es, dadurch verursacht, daß Atmung und Bewußtsein nicht im Einklang sind. Wenn der Geist nicht vollständig zur Ruhe gebracht werden konnte, kommen tieferliegende Gedanken aus dem Unbewußten an die Oberfläche und werden als Bilder oder Visionen erlebt. In Tibet bezeichnet man die schlafende Kundalini-Kraft als *thig-le* (die Essenz) oder als blockierte Weisheit. Die Befreiung des *thig-le* ist gewissermaßen die Hauptstraße zur Bewußtseinserweiterung. Die tibetische Schule unterscheidet zwischen dem physischen und dem feinstofflichen (psychischen) Körper, in dem es zahlreiche feine Kanäle gibt, die die entscheidende Verbindung zwischen dem physischen und dem psychischen Körper darstellen. Die wichtigste Aufgabe dieser Kanäle ist die Weiterleitung von psychischen Kräften – Äther und Essenz, in denen sich die Energie konzentriert. Zwischen den verschiedenen Regionen des Körpers kommt es zu einer komplexen Wechselwirkung. Der Körper ist abhängig von den psychischen Kanälen. Die Kanäle wiederum sind abhängig von den psychischen Kräften, die ihrerseits vom Bewußtsein abhängen. Gefühle unterstützen die psychischen Kräfte, diese unterstützen die Kanäle, und die wieder den Körper. Aber die psychischen Kräfte regieren alles, wie eine wilde, ungezähmte Naturgewalt. Die Weisheit des Durchschnittsmenschen hat sich in einem Gewirr von Energieknoten verheddert, die die feinen Kanäle blockieren und sich dadurch negativ und begrenzend auswirken. Das blockierte *thig-le* kann durch die Atmung und andere Yoga-Übungen befreit und kontrolliert werden. Wenn das *thig-le* freigesetzt wird, verwandelt es sich in persönliche Weisheit und stellt einen direkten Weg zur Verwirklichung der Buddhaschaft (Erleuchtung) dar.

Die Kreativität der Gedanken

Transpersonale Erfahrungen sind nicht das einzige Konzept des Rebirthing, das sich mit den spirituellen Philosophien des Ostens erklären läßt. Auch die Kreativität der Gedanken, die eine zentrale Rolle beim Rebirthing spielt, entspricht den östlichen Vorstellungen. Dieses Konzept kann dort zu literarischen Quellen zurückverfolgt werden, die mindestens bis zu Buddha reichen, der erklärt hat:

»Wir sind, was wir denken.
Alles, was wir sind, beginnt mit unseren Gedanken.
Mit unseren Gedanken erschaffen wir die Welt.«

Dhammapada

Die schöpferische Kraft der Gedanken hat in den östlichen Philosophien immer eine zentrale Rolle gespielt. Stets war es ein wichtiger Schritt zur Erleuchtung, wenn man völlig verstehen und am eigenen Leib erfahren konnte, wie unsere Gedanken unser Leben beeinflussen. Auf diesem Hintergrund wurden im Osten jahrtausendelang verschiedene Techniken benutzt, mit denen man die Gedanken lenken und kontrollieren kann.

Weil das gesprochene Wort ein direktes Abbild unserer Gedanken ist, stellt der bewußte Umgang mit der Sprache eine Methode zur Gedankenkontrolle dar. Obwohl die Sprache sehr früh entwickelt wurde, gehörte sie nicht immer zum menschlichen Leben. Die primitiven Menschen verfügten nur über sehr einfache Laute, ähnlich wie Affen oder andere Tiere, die Töne von sich geben. Die ersten »Worte« imitierten wahrscheinlich die ursprünglichen Geräusche, auf die sie sich bezogen. Die Entwicklung der Sprache dauerte mehrere tausend Jahre und ähnelte wahrscheinlich der Art, wie Kinder heute sprechen lernen. Der Nachahmung von Lauten folgten einzelne Worte, aus denen einfache Sätze gebildet wurden, und so weiter.

Die Sprache war ein wichtiger Meilenstein in der menschlichen Entwicklung. Sie führte zur Entdeckung einer neuen Welt, der inneren Welt, wo das Wort ein Ausdruck der Seele war. Jedes Wort war der Widerhall einer inneren Erfahrung. Indem man ein bestimmtes Wort sagte, konnte man seinen persönlichen Willen ausdrücken, um Einfluß auf die äußere Welt zu nehmen. Das Wort konnte einem auch Zugang zur Welt jenseits der eigenen Erscheinungen verschaffen, indem es einem ermöglichte, an der inneren Welt eines anderen teilzuhaben. Die Menschen konnten ihre Gedanken und Wahrnehmungen miteinander diskutieren. Eine Gruppe von Menschen konnte ihre intellektuellen Möglichkeiten vereinen, um ein Problem zu lösen oder etwas zu entdecken. Das führte zu einem Quantensprung der menschlichen Evolution. Fossile Funde aus der damaligen Zeit zeigen, daß die menschliche Kultur sich dramatisch veränderte und erheblich komplexer wurde. Man nimmt außerdem an, daß sich alle existierenden Sprachen aus einer einzigen ursprünglichen Sprache entwickelt haben.

»Ob etwas Zufall sein kann, läßt sich, seit es Computer gibt, wahrscheinlichkeitsmathematisch nachprüfen, und dann ergibt sich: Der Zufall hat einfach noch nicht genug Zeit gehabt. Sprache ist noch nicht alt genug. Dinosaurier bereits müßten Sprache – menschliche Sprachlaute – gehabt haben, lange bevor es den *homo sapiens* gab, Millionen Jahre noch vor dem Neandertaler, damit ›Gott Zufall‹ genug Möglichkeiten hätte haben können, um derartige Reihen – also nicht etwa nur vereinzelte Bildungen mal hier und mal dort auf diesem Planeten – schaffen zu können.«

Berendt (1985)

Alle modernen westlichen Sprachen entstammen sechs ursprünglichen Gruppen (Lateinisch, Slavisch, Griechisch, Sanskrit, Germanisch, Keltisch), die sich im Laufe der letzten 7000 Jahre entwickelt haben. Der Glaube an die Macht des Wortes war noch stark, als die lateinischen und die germanischen Sprachen entstanden. Dies zeigt sich immer wieder in der ursprünglichen Bedeutung der Wörter. Hier sind nur einige Beispiele:

– Das lateinische Wort *cantare* (singen) bedeutete ursprünglich »durch Magie erschaffen«. Die Wurzel findet man immer noch in Wörtern wie *carmen* (Gedicht), das ursprünglich die Bedeutung einer magischen Formel hatte.

– Das englische Wort *name* kennzeichnete ursprünglich die Erläuterung eines Orakels, ähnlich wie das germanische Wort *edda*, das »Mythos« bedeutet. Dies wiederum ist verwandt mit dem germanischen *nef-na* (benennen), dessen tiefere Bedeutung auch »feierlich verkünden« sein kann.

– Das Wort »sprechen« kann mit dem lateinischen *preces* (Gebet) in Verbindung gebracht werden, dies wieder mit dem Sanskrit-Wort *brihaspati,* das mit Brahma verwandt ist (der höchste Gott, zu dem die Menschen beten). Brahma hat auch eine Beziehung zu dem nordischen Gott Brage.

Sehr früh entwickelten verschiedene Kulturen bestimmte Techniken zur Beeinflussung und Kontrolle der Gedanken. Zu den wichtigsten Formen der Bewußtseinskontrolle gehört die ständige Wiederholung positiver Worte oder Sätze – Mantras (das indische Wort für Affirmationen). Das Wort Mantra besteht aus *man* (denken) und *tra* (Werkzeug). Ein Mantra ist ein »Denkwerkzeug«. Das gesprochene Wort spiegelt einen Gedanken, aber sein Einfluß wirkt in beide Richtungen. Wenn das Mantra wiederholt wird, schafft es ein gedankliches Bild von der Bedeutung des Wortes. Ein Mantra besteht üblicherweise aus dem Namen oder der Eigenschaft höherer Wesen, Götter oder Mächte, denn die Götter der Mythologie symbolisieren menschliche Eigenschaften. Wenn ein Mantra mit voller Konzentration und lebendiger Vorstellungskraft wiederholt wird, ruft es die entsprechenden körperlichen und geistigen Eigenschaften hervor.

Mantras können laut oder still wiederholt werden, um während der Meditation die inneren Gedanken völlig zur Ruhe zu bringen. Bevor die Gedanken ruhig werden, müssen sie jedoch zunächst frei fließen können. Die Wiederholung des Mantras hilft, den Geist zu konzentrieren, und schafft gleichzeitig ein positives inneres Bild. Dann kann man zu einer geistigen Verfassung finden, die frei ist von Sorgen, Wünschen, Bedürfnissen oder anderen störenden Gedanken.

Wenn die Gedanken erst einmal zur Ruhe gekommen sind, können wir vollständig im Hier und Jetzt leben. Sich ganz auf die Gegenwart zu konzentrieren, ist der beste Weg zur Bewußtseinserweiterung. Ohne ablenkende Gedanken, die uns an ein bestimmtes Selbstbild binden, können wir die Einheit mit Gott leichter verwirklichen. Diese Erfahrung läßt uns erkennen, daß wir zu Harmonie und Frieden finden, wenn wir unsere Gedanken loslassen. Das wird uns wiederum helfen, unser Bewußtsein vom Alltag zu lösen. Es erleichtert uns zu sehen, welche Rolle wir selbst als Schöpfer unserer Gedanken spielen.

> »Wer es (Aum) in der richtigen Weise aussprechen kann, vermag Wunder zu wirken, und wer es schweigend wiederholt, erlangt die höchste Befreiung.«
>
> *David-Neel (1984)*

Das mächtigste aller Mantras – das höchste Mantra – ist »Om« (Sanskrit) oder »Aum« (tibetisch). Es ist das Symbol für das »Unaussprechliche Absolute«. Es wird als der Urklang beschrieben, die Schwingungen, aus denen die Welt geschaffen wurde.

Selbst die christliche Religion hält den Gedanken oder das Wort für den Ursprung der Welt.

> »Im Anfang war das Wort, und das Wort war bei Gott, und Gott war das Wort.
> Dasselbe war im Anfang bei Gott.
> Alle Dinge sind durch dasselbe gemacht, und ohne dasselbe ist nichts gemacht, was gemacht ist.«
>
> *Johannes 1, 1–3*

Zu beten ist dasselbe wie Affirmationen oder ein Mantra zu wiederholen. Der christliche Rosenkranz, der zur Wiederholung des Namens Gottes dient, hat wahrscheinlich denselben Ursprung wie die Mala (indischer Rosenkranz mit 108 Perlen, der als Hilfsmittel zur Wiederholung eines Mantras dient). Wenn das Gebet mit voller Aufmerksamkeit und Konzentration gesprochen wird, »wird Gott es erhören und erfüllen«.

Die Macht des gesprochenen Wortes kann man auch in der Sprache der Physik beschreiben. Auf der Mikroebene bestehen menschliche Wesen aus Atomen, die mit einer bestimmten Frequenz schwingen und dabei einen speziellen Klang von sich geben. Dieser Klang und die Schwingungen des gesprochenen Wortes beeinflussen die Schwingungsfrequenz der Atome des Körpers und damit die Person als Ganzes. (Verschiedene Stimmungen führen ebenfalls zu unterschiedlichen Frequenzen.)

> »Jedes Atom singt ständig sein Lied, und der Klang schafft in jedem Augenblick grobe oder feinstoffliche Formen. So

wie es kreative Klänge gibt, so gibt es auch destruktive Klänge. Wer beide hervorzubringen vermag, kann gezielt etwas schaffen oder zerstören.«

David-Neel (1960)

Die moderne Technik hat diese Theorie der Klänge sogar verifiziert. Die »Harmonie der Sphären« wurde durch Untersuchungen des Weltraums bestätigt, die gezeigt haben, daß im Universum ständig eine »kosmische Symphonie« gespielt wird. Jeder Planet und Stern, Sonne und Mond, alles im Weltraum hat seinen eigenen Klang und Rhythmus, je nachdem, wie es schwingt und sich bewegt. Die Resonanz der Planeten wurde sogar von verschiedenen Beobachtungsstationen registriert und aufgezeichnet.

Die Magie der Schrift

Ein anderer Meilenstein der menschlichen Geschichte, der mit dem Konzept des kreativen Denkens im Rebirthing verbunden ist, ist die Entwicklung der Schrift. Das bedeutete, daß die Gedanken eines Menschen in Schriftzeichen übertragen sogar den Tod des Urhebers überdauern konnten. Die Idee konnte an andere übermittelt und ohne Beteiligung des Urhebers weiterverbreitet werden. Die Schrift wurde ursprünglich von Magiern, Schamanen und Medizinmännern gelehrt und angewendet, um magische Worte und Symbole ausdrücken zu können. Indem man sie aufschrieb, wurden die Buchstaben mit einer speziellen Macht versehen. Die ägyptischen Hieroglyphen und die nordischen Runen sind zwei Beispiele für die Benutzung der Schrift als Werkzeug in magischen Riten, die dazu dienten, die menschlichen Kräfte durch veränderte Bewußtseinszustände zu wecken. Diese einzigartige Macht blieb auch erhalten, nachdem sich die Schrift weiter verbreitet hatte. In entlegenen Gegenden der skandinavischen Länder hielt sich die Tradition, Runen oder Symbole zu benutzen, bis ins letzte Jahrhundert. Ein Stock oder eine Tafel mit Runen oder ähnlichen Symbolen wurde oft als Glücksbringer (wie ein Hufeisen) über die Eingangstür des Hauses gehängt. Auch im Alltag konnte ein solcher Glücksbringer helfen, beispielsweise beim Melken der Kühe.

»Jedes göttliche Wort ist durch einen Gedanken des Herzens und die Bewegung der Zunge entstanden. Was das Auge sieht, das Ohr hört und die Nase atmet, berichten sie dem Herzen. Es ist das Herz, das jede Flut von Worten hervorbringt, und es ist die Zunge, die jeden Gedanken des Herzens wiederholt. So entstammen alle Götter den Vorstellungen des Ahrm oder anderer.«

Text einer ägyptischen Steinplatte
aus dem 8. Jahrhundert vor Christus

Die moderne Affirmationstechnik (oder jeder andere Lernprozeß) geht auch von einer Art magischer Bedeutung des geschriebenen Wortes aus. Sie empfiehlt, daß man positive Aussagen sowohl aufschreiben als auch laut aussprechen sollte. Das verankert sie fest im Gedächtnis und erhöht dadurch ihren Einfluß. Um etwas in Schrift umzusetzen, muß man es bewußt aufnehmen, analysieren und interpretieren, sonst kann man es nicht wiedergeben. Sofern es sich nicht um eine fremde Sprache handelt, die wir nicht verstehen, müssen wir uns mit dem Inhalt dessen, was wir aufschreiben wollen, intensiv auseinandersetzen, statt nur einen Buchstaben nach dem anderen abzuschreiben. Je mehr Sinne an diesem Prozeß beteiligt sind, desto größer ist der Einfluß auf das Gehirn. Man erinnert sich leichter an etwas, das sowohl im Sprachzentrum des Gehirns als auch in dem Bereich verarbeitet worden ist, der für das Schreiben zuständig ist. Dieser Vorgang prägt sich nachdrücklich ein und wirkt sich dadurch auch auf unser Denken aus.

Karma

Die am häufigsten gestellten und tiefgründigsten Fragen im Zusammenhang mit dem Rebirthing beziehen sich auf die persönliche Identität. »Warum bin ich so, wie ich bin, obwohl doch der Rest meiner Familie ganz anders ist?« Abgesehen von Erbfaktoren, der familiären Rollenverteilung usw. bietet die moderne Psychologie kaum Erklärungen, warum Menschen mit demselben Hintergrund sich zu völlig verschiedenen Persönlichkeiten entwickeln. Die östlichen Weisheitslehren haben eine umfassendere Weltsicht und können deshalb manche Zusammenhänge besser erklären.

Vor allem eine Vorstellung, die im Westen nicht sehr verbreitet ist, in den traditionellen Kulturen jedoch eine enorme Bedeutung hat, kann uns bei diesen Fragen weiterhelfen. Das Konzept des Karma hilft uns zu verstehen, was dem

Gesetz von Ursache und Wirkung zugrunde liegt und wie das menschliche Leben davon beeinflußt wird.

In den östlichen Weisheitslehren ist die Idee von der Kreativität der Gedanken eng mit der Theorie des Karma verbunden. Mit dem Karma-Gedanken läßt sich das menschliche Verhalten in den richtigen Zusammenhang einordnen. Auf diesem Hintergrund versteht man, wie das menschliche Bewußtsein die Wirklichkeit beeinflussen kann. Obwohl das Wort Karma mit den Religionen des Ostens verknüpft ist, ist die Theorie des Karma nicht auf den Osten beschränkt, sondern man findet sie genauso in der christlichen Religion. Obwohl ihre Bedeutung im Laufe der Jahre geringer geworden ist, lassen sich entsprechende Vorstellungen auch in der Bibel finden. Jesus schilderte häufig karmische Zusammenhänge, wie zum Beispiel:

»Richtet nicht, auf daß ihr nicht gerichtet werdet.
Denn mit welcherlei Gericht ihr richtet, werdet ihr gerichtet werden; und mit welcherlei Maß ihr messet, wird euch gemessen werden.«

Matthäus 7, 2

Karma zeigt gewissermaßen die Leitlinien unseres Lebens an. Das Gesetz des Karma bestimmt das Verhältnis zwischen Ursache und Wirkung im Universum. Es ist einer der Ecksteine der traditionellen Philosophien und die Grundlage menschlichen Verhaltens auf dem spirituellen Weg. Es wird in vielen verschiedenen Zusammenhängen beschrieben:

»Genau wie Buddha halten auch die Upanishaden nichts in der Welt für zufällig. Nichts bleibt dem Zufall überlassen – nicht weil die Ereignisse vorherbestimmt sind, sondern weil alles durch Ursache und Wirkung verbunden ist. Das gilt auch für die Gedanken, die Ereignisse verursachen oder als Folge von Ereignisse auftauchen. Was wir denken, hat Auswirkungen auf unsere Umwelt, denn es bestimmt unser Handeln.«

Easwaran (1986)

Der ganzen Schöpfung, jedem Phänomen im Universum, liegt ein Entwurf in Form des Dharma zugrunde (vom Sanskrit-Wort *dhri,* tragen oder halten; es bezeichnet die Eigenschaft, die »zusammenhält«).

»Es gibt wahrscheinlich kein Wort [Dharma], das vielfältigere Bedeutungen hat. Bezogen auf das menschliche Handeln ist Dharma ein Verhalten in Harmonie mit dem Universum. Manchmal bezeichnet es Gerechtigkeit, Aufrichtigkeit oder Fairneß; manchmal einfach Pflichterfüllung, das, was man der Religion oder der Gesellschaft schuldet. Es bedeutet auch, dem treu zu sein, was das Wesentliche im Menschen ist: Edelmut, Ehre, Vergebung, Wahrheitsliebe, Loyalität, Mitgefühl.«

Easwaran (1986)

Sanatana Dharma (ewiges Dharma oder die ursprüngliche Gerechtigkeit) ist auch die indische Bezeichnung für Religion. Das Ziel der Religion ist ein Leben in Übereinstimmung mit dem ewigen Dharma. Jede Abweichung davon stört das natürliche Gleichgewicht und schafft dadurch Karma.

Die taoistische Erklärung des karmischen Gesetzes schließt die Begriffe von Yin und Yang ein. Sie sind entgegengesetzte Kräfte – Ausdehnen/Zusammenziehen –, die gemeinsam alle Erscheinungen im Weltall entstehen lassen. Im Taoismus gibt es drei Hauptprinzipien, nach denen sich alles im Universum richtet:

– Das erste Prinzip besagt, daß Yin und Yang sich gegenseitig anziehen, um ein Gleichgewicht zu erreichen. Das gilt für alle Situationen, in denen sich Kräfte gegenseitig anziehen, von Magnetfeldern bis zur gegenseitigen Anziehung von Menschen, die wir als Liebe bezeichnen.
– Das zweite Prinzip besagt, daß gleichartige Kräfte sich gegenseitig abstoßen, um Platz für die gegenteiligen Kräfte zu schaffen.
– Das dritte Prinzip besagt, daß, wenn entweder Yin oder Yang seinen Höhepunkt erreicht, es sich in die gegenteilige Kraft umwandelt. Dieses Prinzip erkennt man im menschlichen Lebenslauf und in den Jahreszeiten. Es erklärt auch, warum Gedanken oder Energie in Materie verwandelt werden.

Wenn man diesen Prinzipien folgt, geschieht alles in Übereinstimmung mit dem Universum. Das bedeutet, daß kein Karma entsteht. Es ist schwierig, dieses Stadium zu erreichen, weil unser Gehirn ständig neue Gedanken hervorbringt, die die natürliche Ordnung stören und dadurch Karma schaffen. Negatives Karma führt zu einem destruktiven

Prozeß, der darauf ausgerichtet ist, alles zu zerstören, was nicht mit dem ursprünglichen Entwurf des Universums übereinstimmt. Auf diese Weise soll Raum für eine neue Situation geschaffen werden, in der sich alles besser entwickeln kann. Das gemeinsame Ziel der traditionellen (oder, wie Aldous Huxley sie nannte, »ewigen«) Weisheitslehren besteht darin, einen Zustand der inneren Freiheit zu erreichen, der äußere Freiheit und völlige Harmonie mit dem Universum gewährt. Das ist, um eine christliche Metapher zu benutzen, die Rückkehr in den Garten Eden.

»Buddha sagt:
Im Bewußtsein vergeht alles,
das Bewußtsein steuert alles,
das Bewußtsein schafft alles.«

Dhammapada

Jeder Gedanke setzt Energie in Bewegung. Jeder Gedanke formt die Energie auf einzigartige Weise, und zwar dieselbe Energie, aus der das ganze Weltall besteht. Wenn die Bewegung der Energie stark genug und gezielt genug ist, wird sie Erscheinungen hervorbringen, die wir mit unseren Sinnen wahrnehmen können. Wenn die Bewegung schwach ist, wird sie nur die Form und den Charakter anderer Erscheinungen beeinflussen, die von stärkeren Kräften geschaffen wurden.

»Sie [die tibetischen Mystiker] glauben, daß diese Energie bei jeder körperlichen oder geistigen Aktivität erzeugt wird – Aktivitäten des Bewußtseins, der Sprache und des

Körpers, entsprechend der buddhistischen Einteilung. Welche psychischen Phänomene erzeugt werden, hängt von der Stärke und von der Richtung der Energie ab.«

David-Neel (1984)

In den letzten Jahren hat die moderne Technologie ein neues Licht auf diese traditionellen Erklärungen geworfen. Die Quantenphysik hat gezeigt, daß alle Phänomene im Universum auf einige hundert verschiedene Arten von Teilchen zurückgeführt werden können. Sie werden als Energie beschrieben, die sich in komplexen Wahrscheinlichkeitsmustern ausdrückt. Diese Energie kann gleichzeitig als Teilchen oder als Welle erscheinen. Materie existiert nicht mit Sicherheit, sondern »zeigt Tendenzen zu existieren«. Genauso finden Ereignisse nicht statt, sondern etwas »tendiert dazu, sich zu ereignen«. Auf dieser Ebene sind alle Phänomene im Universum identisch.

Das führt uns zum Ursprung der Vorstellung vom kreativen Gedanken, die mit der Erschaffung des Universums selbst verknüpft ist. Die alten Theorien über die Entstehung des Weltalls lassen sich erstaunlich gut mit der modernen Urknall-Theorie vereinbaren. Die taoistische Erklärung unterteilt das Universum in sieben Ebenen – sieben Himmel (sogar im Westen ein bekannter Ausdruck), vergleichbar der modernen physikalischen Klassifikation von den Teilchen des Mikrokosmos bis zu den größten Einheiten des Makrokosmos. Der erste Himmel ist die materielle Welt. Die folgenden Ebenen bestehen aus immer kleineren Einheiten. Der siebte Himmel ist die zeitlose Ewigkeit, Gott, Ganzheit, das Absolute und Allgegenwärtige.

Moderne Theorien gehen davon aus, daß es vor dem Urknall – dem Beginn des Universums – weder Zeit noch Raum gab, weder Gestalt noch Dimension. In der ersten Phase der großen Explosion war die Hitze so intensiv, daß es nur eine endlose Bewegung in alle Richtungen geben konnte. Als das Universum abkühlte, entstanden allmählich verschiedene Schwingungsmuster und kleine Teilchen. Als die Abkühlung fortschritt, bildeten die Teilchen Bündel, die von elektromagnetischen Energiefeldern zusammengehalten wurden.

Die ersten Bewegungen nach dem Urknall entsprechen Yin und Yang, die die Grundlage für alles im Universum bilden. Sie sind nicht voneinander zu trennen und haben sich nicht verändert, seit sie zum erstenmal erschienen sind. Sie schwingen in der Zeitlosigkeit, die vom Beginn des Universums bis zu seinem möglichen Ende alles miteinander verbindet.

Das bringt uns zurück zum Gesetz des Karma – dem Gesetz von Ursache und Wirkung. Auf der Mikro-Ebene ist der Gedanke eine Bewegung von Energie, wie alle anderen energetischen Schwingungen, die zu bestimmten Erscheinungen im Universum führen. Was den unsichtbaren Gedanken von der festen Materie unterscheidet, ist die Tatsache, daß Gedanken-Energie nur auf der Mikro-Ebene zu finden ist. Indem wir denken, setzen wir Energie in Bewegung, die die Schwingungen auf der Mikro-Ebene beeinflußt. Wenn der Einfluß stark genug ist, wird er sogar die größeren Einheiten verändern. Wenn der Einfluß klein ist, wird er nur den Charakter der größeren Einheiten verändern.

Maya

Viele transpersonale Erfahrungen beim Rebirthing beinhalten auch eine spontane Offenbarung der inneren, bisher unbekannten Quelle der Weisheit, die an Jungs kollektives Unbewußtes erinnert. Jungs Theorie des kollektiven Unbewußten basiert weitgehend auf seinen Untersuchungen über Träume. Sie beschreibt die Quelle unendlicher Weisheit, die allen Menschen zu bestimmten Zeiten zugänglich ist, und zwar besonders im Traum oder in tiefer Entspannung.

In den östlichen Weisheitslehren geht es um ein erweitertes kollektives Unbewußtes und die innere Erfahrung der Einheit mit allem im Universum, die als die eigentliche Wirklichkeit betrachtet wird. Unsere Alltagswelt hingegen, unsere »Realität«, ist im Grunde eine Illusion, die im Sanskrit Maya genannt wird. Maya ist die »Spitze des Eisbergs« unserer Gedanken. Die Welt, die wir als wirkliche Welt wahrnehmen, schaffen wir uns auf einer anderen Ebene des Bewußtseins. Sie wird von den individuellen, persönlichen Gedanken und den kollektiven Gedanken aller Menschen gemeinsam gestaltet. Das macht Maya jedoch nicht zu einer Halluzination. Wenn die Energie dieser Gedanken stark genug ist, entsteht daraus Materie, und wenn dieser Zustand einmal erreicht ist, gehorcht die objektive Realität den immanenten Gesetzen der Physik. Zeit ist in diesem Zusammenhang eine subjektive Vorstellung unseres Bewußtseins. Wie Lama Govinda (1982) sagt: »Wir leben nicht in der Zeit, sondern die Zeit lebt in uns.«

»Die meisten Menschen denken, daß sich die Zeit bewegt. In Wirklichkeit steht sie jedoch still. Die Vorstellung, daß sich die Zeit bewegt, ist falsch, weil sie aus unserer beschränkten menschlichen Erfahrung resultiert, mit der wir nicht nachvollziehen können, daß die Zeit stillsteht.«

Dogen, japanischer Zen-Meister

Die moderne Physik hat ähnliche Theorien entwickelt. Einsteins berühmte Relativitätstheorie besagt, daß es keinen Unterschied zwischen Zeit und Raum gibt. Alles ist in einem vierdimensionalen Kontinuum, das als »Raum-Zeit« bezeichnet wird, miteinander verwoben.

»Für einen überzeugten Physiker, wie ich es bin, ist die Trennung zwischen Vergangenheit, Gegenwart und Zukunft nur eine hartnäckige Illusion.«

Albert Einstein

Mit der Relativitätstheorie konnte Einstein auch zeigen, daß reine Energie Materieteilchen hervorbringen kann, und umgekehrt. Von Geoffrey Chew (1968) stammt ein anderer berühmter Ansatz, die »Bootstrap-Philosophie« für eine bestimmte Art subatomarer Partikel. Sie besagt, daß das Universum ein unendliches Netz von Wechselwirkungen ist, bei denen jedes Ereignis die Eigenschaften aller anderen Ereignisse widerspiegelt. Aus dieser Perspektive kann man alle Erklärungen für natürliche Phänomene als Schöpfungen des menschlichen Bewußtseins betrachten.

Der Gedanke, daß das beobachtete Phänomen und der Beobachter Teile derselben Einheit sind, ist fester Bestandteil der modernen Physik wie auch der alten Schriften. Auf der Grundlage der physikalischen Naturgesetze schlußfolgert die Quantenphysik, daß wir als Beobachter des Universums gleichzeitig dessen Schöpfer sein können.

> »Was in uns ist, ist auch außerhalb von uns,
> was außerhalb von uns ist, ist auch in uns.«
>
> *Upanishaden*

Viele neue Theorien der modernen Biologie verfolgen einen ähnlichen Ansatz. Früher war die führende Theorie des Lebens mechanistisch und betrachtete lebende Organismen als physikochemische Maschinen. Diese Sichtweise war in der Biologie mehr als 100 Jahre lang beherrschend. Viele der heutigen Kritiker behaupten, daß man aus gutem Grund bezweifeln kann, ob viele Phänomene im Leben, einschließlich des menschlichen Verhaltens, jemals vollkommen mechanistisch erklärt werden können. Man sucht weiterhin nach einer Theorie, mit der man auch Eigenschaften und Faktoren erklären kann, die in der Physik gegenwärtig noch unbekannt sind.

Sheldrake (1983) hat die Hypothese aufgestellt, daß es eine Art Kraftfeld (morphogenetisches Feld) gibt, das allem seine charakteristische Form verleiht, in der Biologie ebenso wie in der Chemie und der Physik. Obwohl sich diese Energiefelder als solche nicht identifizieren lassen, können sie zu physikalischen Veränderungen führen. Man nimmt außerdem an, daß sie das Erscheinungsbild und das Verhalten der Arten beeinflussen und kontrollieren (Formbildung). Experimente haben gezeigt, daß Laborratten ein bestimmtes Verhalten schneller lernen, wenn das erste Mitglied der Gruppe es geschafft hat. Auch für die nachfolgenden Generationen wird es dann erheblich einfacher, dieses spezifische Verhaltensmuster zu lernen (morphische Resonanz). Je mehr Ratten das neue Verhalten praktizieren, desto leichter wird es für die anderen. Das gilt auch, wenn das Experiment simultan an verschiedenen Orten in der Welt durchgeführt wird. Wenn die Ratten eines bestimmten Landes ihre Lektion gelernt hatten, wurde es für die Ratten anderswo einfacher, obwohl es zwischen den verschiedenen Gruppen keinen körperlichen Kontakt gab.

Das Konzept der Zeit spielt bei dieser Theorie eine wichtige Rolle. Sheldrake nimmt an, daß jeder Moment eine Projektion des Ganzen ist, das alle Erinnerungen an frühere Momente enthält. Jeder weitere Moment ist eine neue, leicht veränderte Projektion des Ganzen, denn sie enthält jetzt eine zusätzliche Erinnerung an einen früheren Moment. Das bedeutet, daß alles, was an einem bestimmten Ort geschieht, sich auch auf andere Orte auswirkt. Alles, was in einem bestimmten Augenblick passiert, wird auf das Ganze zurückwirken, bevor es in den nächsten Augenblick hineinprojiziert wird.

Als eine weitere Erklärung für Gedankenübertragung beschreibt Berendt (1985), wie Photonen (sie gehören zu den kleineren Teilchen im Mikrokosmos) Botschaften übermitteln können:

^»Die Tatsache, daß die Elektronen dem Mikrokosmos angehören, also unvorstellbar klein sind, hindert nicht daran, daß ihre Speichermöglichkeiten gleichwohl unvorstellbar groß sind. ... Noch ungeheurer werden die Möglichkeiten der Speicherung auch deshalb, weil die Photonen die Masse Null haben, es also praktisch unbegrenzte Photonen-Möglichkeiten in der – andererseits – so unvorstellbar dichten Elektronen-Masse gibt. ... Eine einfache, von Charon ausgeführte Berechnung macht deutlich, daß jeder von uns noch im Jahr 1985 mit jedem Atemzug ein paar Dutzend der Elektronen ein- oder ausatmet, die – zum Beispiel – Julius Caesar im Jahr 44 vor Christus im Augenblick seiner Ermordung mit seinem ›letzten Seufzer‹ ausstieß. Wenn wir davon ausgehen können, daß ein Elektron speichert, was sich von Anbeginn des Universums an ereignet hat, so betrifft das also nicht irgendwelche Elektronen, die fern von uns durch den Kosmos schwirren. Ein paar dieser ›ältesten Elektronen‹ stecken in jedem von uns. Und jeder besitzt folglich Elektronen, die – ich möchte auch das noch einmal bewußt wiederholen – in Jesus oder Buddha oder anderen großen heiligen und wissenden Menschen der Geschichte gewirkt haben und durch sie mit Photonen-Information, Photonen-Erkenntnis und Photonen-Liebe aufgeladen wurden.

In jedem von uns arbeiten aber natürlich auch Elektronen, die in Hitler und Stalin, in Himmler und Eichmann und den großen Verbrechern der Menschheitsgeschichte gewirkt haben und von ihnen programmiert wurden. Wahrhaftig, auch unter diesem Gesichtspunkt kommen wir der Erkenntnis der Wissenden Asiens und des Alten Ägypten näher: Alles ist eins – derselben Erkenntnis, die auch die Bootstrap-Physik und die Holographie und die anderen Phänomene, von denen wir gesprochen haben, nahelegen.«

Berendt (1985)

Es hat verschiedene Ansätze gegeben, die Theorien des kollektiven Unbewußten objektiv zu untersuchen. Studien über transzendentale Meditation (TM) haben beispielsweise überprüft, ob man die Gedankenübertragung zwischen Menschen messen kann. Die Ergebnisse zeigen, daß Verwandte und Menschen, die eine enge Beziehung zueinander haben, auf die Gedanken des anderen mit einer Veränderung der Alpha-Wellen im Gehirn reagieren. In einer Studie sorgte eine Gruppe von Menschen, die TM praktizierten, dafür, daß eine 1500 Kilometer entfernte Kontrollgruppe mit Veränderungen der Gehirnaktivität reagierte. Die Gehirnaktivität der Kontrollgruppe wurde allmählich mit der meditierenden Gruppe synchronisiert, und zwar so, daß beide Gruppen dieselben Teile ihres Gehirns aktivierten.

Reinkarnation

Viele transpersonale Erfahrungen, die man während des bewußten Atmens macht, haben mit Reinkarnation und Karma zu tun. Das ist einer der fünf großen Erfahrungsbereiche, die sich im Laufe der zwanzigjährigen Geschichte des Rebirthing herauskristallisiert haben. Selbst wenn jemand mit diesen Konzepten nicht vertraut ist, kann er oder sie trotzdem Erlebnisse beschreiben, die Bilder aus früheren Leben sind. Die Bilder können im Zusammenhang mit einer historischen Umgebung auftauchen, in der sich der Betreffende befindet. Manchmal enthalten sie Details, die die historischen Kenntnisse der jeweiligen Person bei weitem übersteigen. Oft stellen die Szenen ein Ereignis dar, das mit der gegenwärtigen Lebenssituation zu tun hat. Das Bild hilft häufig, das aktuelle Verhalten zu einem bedeutungsvollen Hintergrund in Verbindung zu setzen und dadurch Klarheit zu gewinnen. In diesem größeren Zusammenhang kann eine spezielle Lebenssituation oder Persönlichkeitsstruktur unter völlig neuen Gesichtspunkten betrachtet werden. Da es für diese Art von Erfahrung in der westlichen Psychologie keine befriedigende Erklärung gibt, spricht man bisweilen einfach von »abnormen« Phantasien. Solche Erlebnisse treten beim Rebirthing jedoch häufig auf. Wenn man sie im Hinblick auf Karma und Reinkarnation betrachtet, können sie eine nützliche Distanz von einem damit verbundenen persönlichen Trauma schaffen. Im Rebirthing (wie auch im Osten) betrachtet man sie deshalb als hilfreich für die persönliche Entwicklung. Deshalb werden wir zum Abschluß unseres Exkurses in den Osten dieses Thema noch etwas weiter untersuchen.

In der östlichen Philosophie besteht die Seele aus ewiger Energie. Das Prana (Lebensenergie), das Lebendiges von Totem unterscheidet, kann nicht zerstört, sondern nur umgewandelt werden. Der Körper wird geschaffen und vergeht wieder, aber die Seele nimmt in jedem neuen Leben nur eine neue Gestalt oder einen neuen Körper an. Diese Energie ist unser wahres Selbst. In dieser Energie übertragen wir unsere Erfahrungen und unser Wissen als Karma von einem Leben ins nächste, als Summe aller vorangegangenen Leben.

Wenn wir in einem Körper existieren, können wir Erfahrungen machen, die nur auf der materiellen Ebene möglich sind. Wenn wir in eine andere Zeit und einen anderen Körper wiedergeboren werden, bekommen wir die Gelegenheit, neue Erfahrungen aus einer anderen Perspektive zu machen. In der Zeit zwischen den Inkarnationen erwerben wir Wissen auf der nicht-materiellen Ebene.

Wenn Körper und Geist während des Lebens angemessen vorbereitet worden sind, haben wir die Möglichkeit, die Zeit nach dem Tod bewußter zu nutzen. Die tibetische, die ägyptische und die christliche Religion haben spezielle Anleitungsbücher über Todeserfahrungen (der tibetische *Bardo Thödol*, das *Ägyptische Totenbuch* und die christliche *Ars moriendi*). Diese Bücher wurden von Menschen geschrieben, die spirituell so weit entwickelt waren, daß sie über ein Wissen aus verschiedenen Dimensionen des menschlichen Lebens verfügten. Die Bücher beschreiben die verschiedenen Phasen, die die Seele, nachdem sie den Körper verlassen hat, auf ihrer Reise durch andere Bereiche erlebt. Sie sind Helfer und Führer für die Zeit nach dem Tod.

Der Gedanke der Reinkarnation ist nicht auf die östlichen Kulturen beschränkt, sondern gehörte auch zur christlichen Lehre, bis der byzantinische Kaiser Justinian ihn im Jahre 533 verdammte. Davor hatte Origenes, einer der prominentesten Kirchenmänner seiner Zeit, in seinem Werk *De principiis* geschrieben:

»Die Seele hat weder Anfang noch Ende ... gestärkt durch die Siege oder geschwächt durch die Niederlagen des vorangegangenen Lebens kommt jede Seele auf diese Welt.

Ob ihr Platz in dieser Welt durch Ehre oder Schande gekennzeichnet ist, hängt von früheren Verdiensten oder schuldhaftem Verhalten ab. Was sie in dieser Welt tut, bestimmt ihren Platz in der nächsten Welt.«

Tod, Sterben und Unsterblichkeit

Transpersonale Erfahrungen beim Rebirthing führen oft zur Frage nach dem Altern, nach Tod und Sterben. Denn viele Erlebnisse führen zu einer neuen Einstellung gegenüber dem Tod, wenn die Todessehnsucht und die tieferen Schichten der Furcht erst einmal integriert worden sind. Der Tod wird dann nicht mehr als Ende, sondern als Übergang betrachtet, und das Thema löst nicht mehr Furcht, sondern Interesse aus. Physische Unsterblichkeit, oder zumindest die Verlängerung der Lebenszeit weit über das normale Maß hinaus, wird als Möglichkeit nicht länger ausgeschlossen.

Es ist nicht klar, ob es sich dabei für Menschen, die in irgendeiner Form Atemübungen machen, um eine unvermeidliche Reaktion handelt. Die Suche nach Unsterblichkeit findet man in allen alten Lehren. Die Anschauung vom Tod als definitivem Ende hat sich erst durch die mechanistische Weltsicht unseres Jahrhunderts so weit verbreitet. Die meisten Kulturen und Religionen sehen den Tod als eine Form des Fortbestehens. Viele der berühmtesten Monumente dieser Welt sind Beispiele dafür: die ägyptischen Pyramiden und Sphinxen, das Mausoleum in Halicarnassos im alten Persien, die Pyramiden und Tempel der Azteken, Olmeken und Maya aus der Zeit vor Kolumbus, die großen Gräber der Moguln, das Tadsch Mahal, das Monument Akbar des Großen. Sie alle wurden dem Tod und den Mysterien des Todes gewidmet.

Im alten Ägypten galten die Pharaonen als unsterblich. Der Tod bedeutete für sie nur den Übergang in den Himmel, wie im Mythos von Osiris. Das *Gilgamesch-Epos,* eine der berühmtesten Erzählungen der babylonischen Kultur (3000 vor Christus), beschreibt die Unsterblichkeit. Der große Prophet Zarathustra (etwa 1000 bis 600 vor Christus) und seine Schüler folgten dieser Tradition und nahmen den »Trank der Unsterblichkeit«, der ihnen dazu verhalf, die menschlichen Grenzen zu überschreiten, um einen engeren Kontakt mit dem Gott Ahura Mazda zu bekommen. Die griechische Demeter-Hymne beschreibt auch die Initiation als einen Versuch, Unsterblichkeit zu erlangen. Und schließlich gibt es in der *Rig Veda,* einer der ältesten indischen Schriften, 120 Hymnen, die dem Gott Soma und dem Trank der Unsterblichkeit, der ihm zu Ehren getrunken wurde, gewidmet sind. Von Soma sagte man, daß er durch seinen Schutz vor Schwäche und Krankheit das Leben verlängern könne.

»Wir haben Soma getrunken
wir sind unsterblich geworden;
wir haben das Licht erreicht,
wir haben die Götter gefunden.
Was können Gottlosigkeit und Niedertracht
der Sterblichen
uns noch anhaben, o Unsterblicher?«

Rig Veda 8, 48, 3

Mystiker und spirituelle Sucher aller Kulturen haben nicht nur die Unsterblichkeit der Seele erkannt, sondern auch versucht, Techniken zu entwickeln, die tatsächlich physische Unsterblichkeit verleihen würden. Es ging ihnen darum, daß sich die Seele in verschiedenen Dimensionen bewegen konnte, ohne den Körper auf Dauer verlassen zu müssen. In Indien, Tibet und China gibt es viele Methoden, vor allem Atemübungen, die zu physischer Unsterblichkeit führen sollen.

»Wenn das menschliche Wesen göttliches Bewußtsein erreicht hat, zieht die spirituelle Kraft, die die Essenz jedes Atemzugs bildet, zum höchsten Punkt des Kopfes und bleibt dort. Dadurch wird sie unsterblich. Aber solange ein menschliches Wesen von einer egoistischen, persönlichen Lebenssicht regiert wird, ist diese unsichtbare Lebenskraft verloren.«

Brunton (1992)

Die verschiedenen Yoga-Schulen haben besonders hervorgehoben, daß es wichtig ist, den Körper zu reinigen und in einem immer-jugendlichen Zustand zu halten. Der Körper wird als Tempel für den Gottesdienst betrachtet und ist deshalb das zuverlässigste Mittel, um den Tod zu meistern.

»Da wir auch schon in diesem Leben Befreiung erreichen können, muß der Körper so lange wie möglich in einem perfekten Zustand gehalten werden.«

Eliade, From Primitives to Zen, 1967

Goraknath, eine der großen Gestalten der indischen Geschichte, soll einer der Begründer des Hatha Yoga gewesen sein. Da er in verschiedenen Mythen auftaucht, ist nicht klar, ob Goraknath tatsächlich eine historische Person war. Er gilt als die beherrschende Gestalt hinter den Yoga-Theorien der physischen Unsterblichkeit in Verbindung mit den Atemübungen des Yoga. In einem sehr fortgeschrittenen Stadium des Pranayama soll man lernen, wie man während der Pausen zwischen den Atemzügen durch alle Stadien des Bewußtseins geht. Die Pausen können ausgedehnt werden, bis die Atmung regelrecht aufhört. In diesem Stadium kann ein Yogi wochenlang lebendig begraben werden, ohne daß der Lebensfunke in seinem Körper verlorengeht.

»Solange der Atem im Körper bleibt, gibt es keinen Tod. Wenn der Atem vollständig im Körper eingeschlossen bleibt und nichts heraus kann, ist das Kevala Kumbhaka.«

Gheranda Sambita, Vers 89

Die tibetische Yoga-Schule hat eine spezielle Atemübung, *lung-gom,* die den Körper heilen und die Lebenszeit verlängern soll. Die Übung *che-len* wird eingesetzt, damit Haar und Zähne besser wachsen, und ebenfalls, um das Leben zu verlängern. Von unseren etwa 21 000 täglichen Atemzügen sind ungefähr 500 auf eine besondere Weise direkt lebenspendend. Indem man lernt, sie zu unterscheiden und den Atem zu kontrollieren, kann man die lebenspendenden Atemzüge vermehren und dadurch den Wachstumsprozeß und die Lebenszeit verlängern.

Das Geheimnis der Goldenen Blüte (Tai I Gin Hua Dsung Dschi), eine chinesische Schrift, wurde im 17. Jahrhundert auf Holztafeln schriftlich festgehalten, nachdem der Inhalt lange Zeit mündlich überliefert worden war. Auf einer dieser Tafeln heißt es:

»Der Meister Lü Dsu sprach: Das durch sich selbst Seiende heißt Sinn (Tao). Der Sinn hat nicht Name noch Gestalt. Er ist das eine Wesen, der eine Urgeist. Wesen und Leben kann man nicht sehen. Es ist enthalten im Licht des Himmels. Das Licht des Himmels kann man nicht sehen, es ist enthalten in den beiden Augen. …
Der Große Eine ist die Bezeichnung dessen, das nichts mehr über sich hat. …
Der Himmel erzeugt durch die Eins das Wasser. Das ist eben die wahre Kraft des Großen Einen. Wenn der Mensch dieses Eine erlangt, so wird er lebendig, verliert er es, so stirbt er. Aber obwohl der Mensch in der Kraft (Luft, Prana) lebt, so sieht er die Kraft (Luft) nicht, ebenso wie die Fische im Wasser leben, aber das Wasser nicht sehen. Der Mensch stirbt, wenn er keine Lebensluft hat, ebenso wie die Fische ohne Wasser zugrunde gehen. Darum haben die Adepten die Leute gelehrt, das Ursprüngliche festzuhalten und das Eine zu wahren, das ist der Kreislauf des Lichts und die Wahrung des Zentrums. Wenn man diese echte Kraft wahrt, so kann man seine Lebenszeit verlängern und dann die Methode anwenden, durch ›Schmelzen und Mischen‹ einen unsterblichen Leib zu schaffen.«

Wilhelm/Jung (1986)

In der chinesischen Tradition ist der menschliche Körper »aus Atem gemacht«. Zu Beginn der Welt gab es neun Arten des Atmens, die, als sie vermischt wurden, Chaos schufen. Als das Chaos sich später auflöste, wurden die verschiedenen Atemtypen getrennt: Der reine und subtile Atem schuf den Himmel, und der unreine, kraftvolle Atem wurde zur Erde. Der erste große Gott ging aus Verbindungen der Atemzüge hervor. Da die Menschen aus unreinem Atem geschaffen wurden, müssen sie diesen vollständig durch reinen Atem ersetzen. Das ist das Ziel der »embryonischen Atmung«. Sie soll das Leben verlängern und »den Körper selbst unsterblich machen« (Maspero, 1937). Dies ist eine der vielen Atemübungen, die die Atmung verlangsamen oder anhalten sollen. An einer Stelle heißt es beispielsweise, daß man den Atem für einen Zeitraum anhalten soll, der 1000 Atemzügen entspricht. Das soll zu physischer Unsterblichkeit führen.

Es ist wichtig hervorzuheben, daß all die alten Techniken, die auf physische Unsterblichkeit abzielen, für Menschen geschaffen wurden, die ihr ganzes Leben der spirituellen Entwicklung widmen. Wer solche Techniken praktiziert, sollte ein umfassendes Verständnis für veränderte Bewußtseinszustände und körperliche Grenzen entwickelt haben. Man sollte sich außerdem darüber klar sein, daß man bei der Suche nach Unsterblichkeit lebensbedrohliche Risiken eingeht. Wenn unerfahrene spirituelle Sucher diese Voraussetzungen nicht erfüllen oder nicht genügend respektieren, begeben sie sich möglicherweise auf einen sehr gefährlichen Weg. Ich warne deshalb ausdrücklich davor, mit den oben erwähnten Techniken ohne entsprechende Anleitung und ohne ein volles Verständnis der damit verbundenen Risiken zu experimentieren.

New Age

Da Rebirthing oft als »New-Age-Therapie« bezeichnet wird, wollen wir dieses Kapitel über die Spiritualität des Atmens mit einem Blick auf die Bedeutung des Ausdrucks »New Age« beschließen. Die Vorstellung, daß wir jetzt am Beginn eines neuen Zeitalters oder einer neuen Ära stehen, hat ihre Wurzeln in der östlichen Weltsicht. Gemäß der indischen Tradition leben wir im dunkelsten aller Zeitalter. Die Inder betrachten Zeit als etwas Zyklisches, das in gigantische Kalpas (Zeitperioden) eingeteilt ist. Ein Kalpa ist so lang wie ein Tag und eine Nacht im Leben Brahmas (des göttlichen Schöpfers).

> »Ein Kalpa ist die Zeit, die ein Engel braucht, um vom Himmel herabzukommen, einmal im Jahr, um mit dem Flügel über den Gipfel des höchsten Berges zu streifen und ihn auf diese Weise dem Erdboden gleichzumachen.«
>
> *Indische Sutra*

Ein Kalpa wird in Mahayugas (große Zeiträume) unterteilt, die den spirituellen Zustand der Menschheit widerspiegeln. Sie reichen von der dunkelsten Zeit, wo die Menschen in einer ausschließlich materiellen Welt leben, bis zur hellsten, wo die Menschen die höchste Ebene des Bewußtseins und der spirituellen Entwicklung erreichen. (Es heißt, daß der

Ursprung der alten Weisheitslehren ebenso wie die Götter und Göttinnen der Mythologie aus diesem erleuchteten Zeitalter stammen.) Die gegenwärtige Zeit, Kali-Yuga, kann ebenfalls in kürzere Perioden eingeteilt werden. Gegenwärtig nähern wir uns dem Ende des dunklen Zeitalters. Das »New Age« bezeichnet den Übergang in ein neues Zeitalter mit einem höheren Bewußtseinsstand.

Diese Übergänge werden auch als Yin-Yang-Bewegungen beschrieben, die alle Erscheinungen im Universum beeinflussen. Immer wenn eine Expansion ihren Höhepunkt erreicht, schwingt das Pendel zurück auf die Gegenseite, zur Kontraktion. Die Bewegung beschleunigt sich und wird immer schneller. Man kann das mit unserer heutigen Gesellschaft vergleichen, in der Veränderungen sich mit immer größerer Geschwindigkeit vollziehen. Entwicklungen, die vorher Jahrhunderte brauchten, sind jetzt in wenigen Jahren abgeschlossen. Wir können in Sekundenschnelle mit allen Teilen der Welt Kontakt aufnehmen. Die neuesten Nachrichten können Schockwellen hervorrufen, die mehrfach täglich alle Kontinente erschüttern. Es gibt keine entlegenen Regionen mehr, die von Einflüssen aus dem Rest der Welt abgeschnitten sind. Wir sind alle vereinigt worden, ob uns das gefällt oder nicht.

Aus verschiedenen Gründen war die weibliche Yin-Kraft in der Gesellschaft über lange Zeit mehr oder weniger passiv. Vor allem die westliche Welt hat sich stark an männlichen Yang-Einflüssen orientiert, mit ihrem vorherrschend rationalen Denken, technischen Lösungen, rastlosen Aktivitäten, Aggressionen usw. Viele Menschen leben ihr Leben heute ohne einen besonderen Orientierungspunkt oder ein übergreifendes Prinzip, das ihnen sagen würde, wie sie in Harmonie mit der Natur leben können. Entsprechend der hinduistischen Weltsicht führt das alles zu Störung und Zerstörung, Zeichen der Endphase des Kali-Yuga. Am Ende jedes Zeitalters, so heißt es, entfesseln der Gott Shiva und seine Gemahlin Mahakali eine Periode, in der die alte Ordnung zerstört wird, um Platz für eine neue, bessere Welt zu schaffen.

Jeder würde wahrscheinlich zustimmen, daß wir in einer Welt der Krisen leben. Berichte über Umweltzerstörung, AIDS und andere Krankheiten, Krieg, Gewalt und moralischen Verfall nehmen in unserem Alltag einen immer größeren Raum ein. Gleichzeitig haben aber auch positive Veränderungen begonnen, und das Bewußtsein wächst, daß wir etwas tun müssen, um den Planeten für zukünftige Generationen zu retten.

Das chinesische Zeichen für Krise besteht aus dem Zeichen für Gefahr, kombiniert mit dem Zeichen für Entwicklung und möglichen Wandel. Eine Krise ist nicht nur eine gefährliche Situation, sondern auch eine Chance zur Veränderung. Die Veränderung jedoch, die unser Planet am dringendsten braucht, muß aus dem Inneren eines jeden einzelnen Menschen kommen. Erst wenn die Menschen Mitgefühl und Liebe für sich selbst empfinden, können sie auch Mitgefühl und Liebe für andere entwickeln. Erst wenn die Menschen gelernt haben, für sich selbst zu sorgen, können sie auch wirklich für andere sorgen. Erst wenn wir gelernt haben, uns selbst zu lieben und zu verstehen, wenn wir unseren Ärger und unsere Furcht überwunden haben, dann können wir unser Bewußtsein von unseren eigenen Bedürfnissen weg und auf die Bedürfnisse anderer hin lenken. Und erst dann wird ein ständiger Wandel möglich sein. Dann werden wir nicht mehr das innere Bedürfnis nach Zerstörung und nach Konflikten haben, die auf der Basis unserer negativen Gedanken entstehen. Dann können wir wirklich beginnen, die negativen Trends zu verändern und ein globales Bewußtsein zu entwickeln.

»Nachdem sich die kreativen Kräfte zurückgezogen haben, kommen sie wieder. Menschen gleichen Geistes und Charakters finden sich harmonisch in neuen Unternehmungen zusammen. Das spiegelt die Bewegung des Tao. Es gibt eine Bewegung, die nicht durch Kraft hervorgerufen wird. Sie ist natürlich und entsteht spontan. Aus diesem Grund vollzieht sich der Wandel des Alten mühelos. Das Alte wird aufgegeben und das Neue eingeführt. Beides geschieht im Einklang mit der Qualität der Zeit; deshalb entsteht kein Schaden daraus.«

I Ging

Nachwort

Atmung – eine Grundbewegung im menschlichen Organismus, wurde in ihrer tiefreichenden Bedeutung von alters her sowohl in der Medizin als auch in den Weisheitstraditionen hochgeschätzt. Dennoch hat es bis in unser Jahrhundert gedauert, bis ihre Wechselwirkung mit der Psyche erkannt wurde (Wilhelm Reich). Und erst in den siebziger Jahren haben sich im Rahmen der breit aufbrechenden Selbsterfahrungsbewegung verschiedene Methoden herausgebildet, die den Atem als Schlüsselzugang zu Geist, Seele und Körper benutzen. Rebirthing ist die erste gewesen – und bis heute die umstrittenste geblieben. Dies hat verschiedene Gründe: Die Pioniere haben das Neuland, das sich ihnen durch das vertiefte und verbundene Atmen eröffnet hat, zum Teil mit marktschreierischem Enthusiasmus in die Welt hinausposaunt (verbunden mit pseudospirituellen Ideologien von »Physischer Unsterblichkeit« und manipulativen Geldspielen wie »Prosperity«), daß spottende bis professoral-warnende Gegenstimmen nicht ausbleiben konnten. Der theoretische Hintergrund zu den oft spektakulären Durchbrüchen bei der Atemarbeit war zu dürftig, als daß akademische Anerkennung hätte erfolgen können. Die Methode schien so einfach, daß sich mancher, der einmal tiefer in sich hineingeschnuppert oder -geschnauft hatte, selbst flugs zum Therapeuten ernannte, was manchen ebenso krassen Absturz zur Folge hatte. Auch fehlte eine integrative oder dominante Gründerpersönlichkeit, die den neuen Ansatz mit ihrem Namen weithin publik hätte machen können.

So kann es nicht Wunder nehmen, daß sich Rebirthing den Ruf einer riskanten Crash-Methode im Repertoire der frei-schwebenden New-Age-Bewegung einhandelte, die von der etablierten Therapieszene zunächst ebenso abfällig beäugt wurde wie von etablierten Meditationsschulen. Allerdings brachte der Weg des verbundenen Atmens auch vielen Menschen derart positive Resultate, daß Rebirthing als Me-thode keine Eintagsfliege bleiben konnte. Nachdem die wil-den Gründerzeiten vorbei waren, zeigte sich, was wirklich an Veränderungspotential in der Kraft der Atems steckt und wie diese Kraft nutzbar gemacht werden kann.

Das vorliegende Buch markiert diese neue Entwicklungs-stufe in der Atembewegung. Das Dokumentieren von Erfah-rungen, der Vergleich mit anderen Techniken, die Einbezie-hung der vieldimensionalen Wirkungsweisen, die spirituel-le Offenheit und schließlich der Verzicht auf jedes Pathos gibt Gunnel Minetts Buch schon jetzt den Stellenwert eines Grundlagenwerkes für seriöse und professionelle Atem-arbeit.

Ihr auf Sachlichkeit und Wissenschaftlichkeit abzielendes Engagement für die Atembewegung hat die Autorin mitt-lerweile dazu geführt, die International Breathwork Foun-dation (mit) zu gründen – eine Organisation, die inzwischen auf der ganzen Welt vertreten ist und einen weiten Aufga-benbereich von der Sammlung von Veröffentlichungen und Berichten zum Thema Atmen über Kontakte zu verwandten und angrenzenden Richtungen bis hin zu einem personellen

Netzwerk erfüllt. Damit soll ein Manko ausgeglichen werden, das Rebirthing zu einem »Waisenkind« (Joy Manné) unter den Therapierichtungen gemacht hat: das Fehlen breit dokumentierter und fundierter wissenschaftlicher Untersuchungen sowie theoretischer Grundlagenarbeiten.

Und hier gibt es inzwischen schon vielversprechende Ansätze etwa aus Rußland und aus Schweden. Auch signifikante Fortschritte in der Theoriebildung und der Reflexion des philosophischen Hintergrunds sind zu beobachten – sichtbar in der Diskussion um den Namen »Rebirthing« mit dem Ziel, sensationsgierige wie diffuse Konnotationen hintanzuhalten. So soll die Technik des verbundenen und integrativen Atmens den Rang erhalten, der ihr auf Grund ihrer Leistungen zusteht, als *einer* Methode im immer breiter werdenden Spektrum therapeutischer Zugangsweisen. Denn das Atmen kann, gerade an den Schnittstellen von medizinischem, westlich-psychotherapeutischem und östlich-spirituellem Paradigma für wichtige praktische Weiterentwicklungen sorgen:

1. Vom Atmen ausgehende tiefergehende Untersuchungen könnten wesentliche Hinweise über die Zusammenhänge von Körperchemie und seelischem Erleben ergeben, wie sie ansatzweise schon für verschiedene Formen von Trance (Felicitas Goodman, Ernest Rossi) untersucht wurden. Die Erforschung des ganzheitlichen Gesundheitsbegriffs (und Krankheitsbegriffs), der körperliches und seelisches Wohlbefinden in engster Wechselwirkung sieht, hat in der Selbsterfahrung und Entwicklung der Atmung einen geradezu idealen Schlüssel.

2. Darin fügen sich vielfältige Erfahrungen der nahezu unbegrenzten Komplementarität von intensiven Atemübungen mit anderen Therapieformen – von der Verhaltenstherapie bis zur Körpertherapie. Vor allem viele der humanistisch orientierten Therapieansätze können in verschiedenen Settings mit Atmung verbunden werden.

Dazu einige Beispiele aus der psychotherapeutischen Praxis: Eine Stunde Gesprächstherapie wird durch eine vertiefende und integrierende Atemsitzung ergänzt; NLP-Übungen (Neuro-Linguistisches Programmieren), werden in eine Atemsitzung »eingebaut« und wirken im tiefen Entspannungszustand verstärkt; ein energieloser und bedrückter Klient, der sich weder auf Körper- noch auf Gestaltmethoden einlassen will, findet erst durch die Konzentration auf die Atmung wieder zur Energie, um an seinen Themen weiterzuarbeiten; das Arbeiten mit katathymen Bildern klingt in eine längere Atemsitzung aus, die von der visuellen auf die körperliche Erfahrungsebene führt …

3. Häufig wiederkehrende Erfahrungen aus der Atemtherapie werden oft ähnlich beschrieben wie Erfahrungen aus der Meditation. Für viele Klienten kann sich daraus ein Einstieg in die eigene Meditationspraxis ergeben. Daß Therapie letztlich in Meditation münden solle, folgt aus vielen Konzepten der humanistischen Psychologie (C. G. Jung, Carl Rogers, Abraham Maslow u. a.), aus den Lehren moderner östlicher Lehrer (Osho), findet sich in der Praxis von westlich-östlichen Therapierichtungen (Jack Kornfield, David Brazier u. a.) und bei den Theoretikern der transpersonalen Evolution (Ken Wilber u. a.).

Befinden wir uns nicht schon längst in einem Übergangsfeld, in dem nicht mehr die Abgrenzung der unterschiedlichen Methoden und Ansätze, sondern deren Komplementarität im Vordergrund steht? Wirken die Streitigkeiten der therapeutischen Schulen für den außenstehenden Beobachter nicht eher wie antiquierte Grabenkämpfe um vermeintliche Machtpositionen im Feld der gesellschaftlichen Meinungen und Einflußzonen? In vielen Bereichen hat der »Konsument« schon entschieden. Er kombiniert Homöopathie mit Fitneßübungen, läßt sich »klassisch« medizinisch behandeln und holt sich Rat beim Bachblütenspezialisten. Wenn er mit einer Therapieform nicht weiterkommt, versucht er eine andere. Immer weniger Menschen sind bereit, sich für Jahre an einen Therapeuten zu binden, wie das noch die klassische Psychoanalyse verlangte – und das mit guten Gründen.

Die exponierte Stellung von Rebirthing kann in dieser Situation als Chance gesehen werden: Das verbundene Atmen, ausgeführt unter professioneller Begleitung, kann ein offenes Angebot für Persönlichkeitsheilung und -entwicklung präsentieren, ohne dogmatische Engführungen und scharf umrissene Konzepte zu benötigen. Es kann in vielen Situationen und Problemlagen Hilfe vermitteln, mit oft überraschend schneller Wirkung – und ist in anderen Fällen nicht die angebrachte Methode.

Dieser offene Ansatz, der im Wesen der Atmung selbst begründet ist, paßt in seiner unvorhersagbaren Wirksamkeit nicht in ein linear-kausales, sondern in ein systemisches, sich in verschiedene Dimensionen weiterentwickelndes Weltmodell. Darum wird die Kraft des Atems auch in Zukunft Ursprung und Zentrum verschiedenster Heilungs- und Wachstumsprozesse werden.

Wilfried Ehrmann

(Dr. Wilfried Ehrmann ist Psychotherapeut, Atemlehrer und Vorsitzender des Österreichischen Vereins für Integratives Atmen, Rebirthing und Spirituelles Wachstum.)

Literatur

Albery, Nicolas: *How to Feel Reborn?* Regeneration Press, London, 1985

Avedon, John F.: *In Exile from the Land of Snows,* Michael Joseph Ltd, London, 1984

Benson, Herbert/Klipper, Miriam Z.: *The Relaxation Response,* Fount Paperbacks, London, 1977

Berendt, Joachim-Ernst: *Nada Brahma. Die Welt ist Klang,* Rowohlt (rororo Sachbuch), Reinbek 1985

Bergland, Richard: *The Fabric of Mind,* Penguin Books, Harmondsworth, 1985

Bhattacharya, D. N.: *Kriya Yoga,* P. K. Mukherjee, Calcutta, 1980

Bjerre, J.: *Kalahari,* Michael Joseph, London, 1960

Brunton, Paul: *Vom Ich zum Überselbst,* Aquamarin, Grafing, 1992

Bryom, T: *The Dhammapada – The Sayings of the Buddha,* Vintage, New York, 1976

Burmeister, Mary: *Einführung in Jin Shin Jyutsu Ist.,* Raphael, Bonn

Calder, Nigel: *Einstein's Universe,* Penguin, Harmondsworth, 1990

Capra, Fritjof: *Das Tao der Physik,* Scherz/O. W. Barth, München, 1987

Capra, Fritjof: *Wendezeit,* Scherz, München, 1983

Capra, Fritjof: *Das neue Denken,* Scherz, München, 1988

Chew, Goeffrey: »Bootstrap: A Scientific Idea?« *Science*, Vol. 161, 23 May, 1968

Clifford, Terry: *Die spirituellen Geheimnisse der tibetischen Heilkunst*, Ullstein Tb, Berlin, 1996

Corsini, Raymond: *Handbuch der Psychotherapie*, Beltz, Weinheim, 1983

Crookall, Robert: *Psychic Breathing, Cosmic Vitality From the Air*, Newcastle Publishing Co. Inc., California, 1985

Dacia, Petrus de: *Om den Saliga Jungfrun Kristina av Stommeln*, Bonniers, Stockholm, 1965

David-Néel, Alexandra: *Magic and Mystery in Tibet*, Mandala, London, 1984

David-Néel, Alexandra: *Tibetan Journey*, 1960

Davies, Paul: *Der Plan Gottes. Das Rätsel unserer Existenz und die Wissenschaft*, Insel (Tb 1934), Frankfurt/Main 1996

Davies, P. C. W./Brown, J.: *Superstrings. Eine allumfassende Theorie der Natur in der Diskussion*, dtv (Sachbuch 30035), München, 1996

Dick-Read, G.: *Der Weg zur natürlichen Geburt*, Hoffmann und Campe, Hamburg

Doore, Gary: *Opfer und Ekstase*, Bauer (Esotera-Tb), Freiburg, 1989

Doresse, Jean: *The Secret Books of the Egyptian Gnostics*, Inner Tradition Ltd., New York 1986

Dudley, G. A.: *Dreams, Their Mystery Revealed*, Aquarian, Wellingborough, 1979

Dyer, Wayne: *Sie sollten nach den Sternen greifen*, mvg, Landsberg am Lech, 1987

Easwaran, Eknath: *Introduction to Dhammapada*, Arcana, London, 1986

Eliade, Mircea: *Geschichte der religiösen Ideen*, Bd. 1, Herder, Freiburg, 2. Aufl. 1990

Eliade, Mircea: *Geschichte der religiösen Ideen*, Bd. 2, Herder, Freiburg, 2. Aufl. 1990

Eliade, Mircea: *From Primitives to Zen*, The Chaucer Press Ltd, Suffolk, England, 1967

Eliade, Mircea: *Yoga. Unsterblichkeit und Freiheit*, Insel, Frankfurt/Main 1988

Evans-Wentz, W. Y. (Hrsg.): *Das tibetanische Totenbuch*, Walter, Olten, 1971

Fedor-Freybergh, Peter/Vogel, Vanessa: *Prenatal and Perinatal Psychology and Medicine*, Parthenon Publishing, Carnforth, Lancs., 1988

Ferguson, Marilyn: *Die sanfte Verschwörung. Persönliche und gesellschaftliche Transformation im Zeitalter des Wassermanns*, Knaur (Knaur Esoterik), München, 1984

Ferguson, Marilyn: *The Brain Revolution*, Bantam, New York, 1973

Field, Reshad: *Here to Heal*, Element Books, Dorset, 1985

Gawain, Shakti: *Stell Dir vor. Kreativ visualisieren*, Hugendubel, München, 6. Aufl. 1993

Glasenapp, Helmuth von: *Die Philosophie der Inder*, Stuttgart, 1958

Goodard, Dwight: *Buddhist Bible*, Harrap, London, 1957

Govinda, Lama Anagarika: *Grundlagen tibetischer Mystik*, Scherz/O. W. Barth, München, 5. Aufl. 1982

Grenier, Jean: *Tao, Natur och Kultur*, Stockholm, 1980

Gribbin, John: *Am Anfang war ... Neues vom Urknall und der Evolution des Kosmos,* Birkhäuser, 1992

Gribbin, John: *Auf der Suche nach Schrödingers Katze. Quantenphysik und Wirklichkeit,* Piper (SP 1353), München, 1996

Grof, Stanislav: *Ancient Wisdom and Modern Science,* State University of New York Press, Albany, 1984

Grof, Stanislav: *Topographie des Unbewußten,* Klett-Cotta, Klett, Stuttgart, 6. Aufl. 1993

Grof, Stanislav: *Das Abenteuer der Selbstentdeckung,* rororo transformation, Reinbek, 1994

Grof, Stanislav: *Die Begegnung mit dem Tod,* Klett-Cotta, Klett, Stuttgart, 2. Aufl. 1992

Grof, Stanislav: *Realms of the Human Unconscious,* Viking Press, New York, 1975

Grof, Stanislav/Grof, Christina: *Die stürmische Suche nach dem Selbst,* Kösel, München, 1991

Grof, Stanislav/Grof, Christina: *Spirituelle Krisen. Chancen der Selbstfindung,* Kösel, München, 3. Aufl. 1993

Hay, Louise L.: *Heile Dein Leben,* mvg, Landsberg am Lech, 1989

Hayward, Jeremy W.: *Die Erforschung der Innenwelt,* Insel (Tb 1823), Frankfurt/Main, 1996

Herman, Sonya: *The Miracle of Breath, Thought and Love,* Assertive Training Institute, California, 1980

Hillebrandt, Alfred (Übers.): *Upanishaden, Die Geheimlehre der Inder,* Diederichs, München, 1977

Hoff, Benjamin: *Tao Te Puh. Das Buch vom Tao und von Puh, dem Bären,* Synthesis, Essen, 8. Aufl 1996

Inglis, Brian: *Natural Medicine,* Fontana, London, 1981

Jampolsky, Gerald: *Lieben heißt die Angst verlieren*, Goldmann, München, 1987

Janov, Arthur: *The Anatomy of Mental Illness*, Berkley Medaillon Books, New York, 1971

Janov, Arthur: *Imprints*, Coward & McCann, New York, 1983

Janov, Arthur: *The Primal Revolution*, The Garnstone Press Ltd., London, 1972

Janov, Arthur/Holden, Michael: *Primal Man*, Thomas Y Gowrell Co., New York, 1975

Janov, Arthur: *Der Urschrei*, S. Fischer, Frankfurt/Main, 1973

Johari, Harish: *Chakras, Körperzentren der Transformation*, Hugendubel, München, 1992

Jones, Eve: *An Introduction to Rebirthing for Health Professionals*, Life Unlimited Books, Los Angeles, CA 1982

Jung, Carl Gustav: *Erinnerungen, Träume, Gedanken*, Walter, Olten, 1987

Kapleau, Philip: *Die drei Pfeiler des Zen*, Scherz/O. W. Barth, München 1979

Kelder, Peter: *Die Fünf Tibeter*, Integral, Wessobrunn, 1991

Leboyer, Frederick: *Geburt ohne Gewalt*, Kösel, München, 8. Aufl. 1995

Leonard, Jim/Laut, Phil: *Neu geboren werden. Rebirthing: der Weg zur Selbstentfaltung und Lebensfreude*, Kösel, München, 1988

Lysebeth, André van: *Die große Kraft des Atems*, Scherz/O. W. Barth, München, 1975

Magarian, Gregory J.: *Hyperventilation Syndromes*, The Williams and Wilkins Co., 1982

Main, Michael: *Kalahari,* Southern Book Publishers, Johannesburg, 1987

Mandel, Bob: *Öffne Dich für die Liebe,* Goldmann, München, 1992

Mandel, Bob/Ray, Sondra: *Birth and Relationships,* Celestial Arts, Berkeley, 1987

Maspero, Henri: »Les proceds de ›nourrir le principe vital‹ dans la religion taoiste ancienne«, *JA,* 1937

Melzack, Ronald: *The Puzzle of Pain,* Basic Books, New York, 1973

Mumford, John: *Psychosomatic Yoga,* Samuel Weiser Inc., New York, 1979

Orr, Leonard/Ray, Sondra: *Rebirthing in the New Age,* Celestial Arts, Berkeley, 1977

Orr, Leonard: *Breath Awareness,* Inspiration University, California, 1986

Orr, Leonard: *The Common Sense of Physical Immortality,* Inspiration University, California, 1980

Orr, Leonard: *Physical Immortality.* The Science of Everlasting Life, Inspiration University, California, 1980

Paramahansa Yogananda: *Autobiographie,* Knaur (Knaur Esoterik), München, 1996

Penfield, Wilder: *The Mystery of the Mind,* Princeton University Press, Princeton, 1975

Pribram, Karl H.: *Languages of the Brain,* Prentice Hall, New Jersey, 1971

Ray, Sondra: *Celebration of Breath,* Celestial Arts, Berkeley, 1983

Ray, Sondra: *Auch Lieben will gelernt sein,* Erd, München, 1991

Ray, Sondra: *Ideal Birth,* Celestial Arts, Berkeley, 1985

Ray, Sondra: *Was Liebe vermag – eine bessere Partnerschaft führen,* Erd, München, 1994

Reich, Wilhelm: *Charakteranalyse,* Kiepenheuer & Witsch, (KiWi 191), Köln, 1989

Reich, Wilhem: *Die Funktion des Orgasmus,* Kiepenheuer & Witsch, (KiWi 122), Köln, 1987

Rosenthal, R./Jacobson, L.: *Teachers, Expectancies, Determinant of Pupils IQ Gains,* Psychological Reports 1991

Russel, William R.: *Explaining the Brain,* Oxford University Press, Oxford, 1975

Russell Peter: *Awakening Earth,* Arkana, London, 1991

Russell Peter: *The Brain Book – Know Your Own Mind and How to Use It,* Routledge, London, 1990

Sanella, Leo: *Kundalini, Psychosis or Transcendence?,* H. S. Dakin Co., San Francisco, 1977

Schreiner, Peter (Übers.): *Bhagavad-Gita, Wege und Weisungen,* Benzinger, Zürich, 1991

Sheldrake, Rupert: *Das schöpferische Universum,* Meyster, München, 1983

Shyam, Radhe: *Leben aus dem Sein. Ein Buch über Babaji,* Reichel, Weilersbach, 2. Aufl. 1990

Sing, Pancham: *The Hatha Yoga Pradipika,* Oriental Books, New Delhi, 1975

Sisson, Colin P.: *Rebirthing Made Easy,* Hayhouse, California, 1987

Sisson, Colin P.: *Breath of Life,* Total Press Ltd., Auckland, 1989

Srisa Chandra Vasu/Rai, Bahadur: *The Gheranda Samhita,* Oriental Books Reprint Co., New Delhi, 1975

Srisa Chandra Vasu/Rai, Bahadur: *Siva Samhita,* Oriental Books Reprint Co., New Delhi, 1975

Teilhard de Chardin, Pierre: *Der Mensch im Kosmos,* dtv, München, 1983

Treadway, Scott/Treadway, Linda: *Ayurveda and Immortality,* Celestial Arts, Berkeley, 1986

Verny, Thomas: *Das Seelenleben des Ungeborenen,* Rogner & Bernhard, Hamburg, 19. Aufl. 1992

Versluis, Arthur: *The Egyptian Mysteries,* Arkana, London, 1988

Watson, Lyall: *Supernature II,* Hodder and Stoughton, London, 1987

Wilber, Ken: *Quantum Questions. Mystical Writings of the World's Greatest Physicists,* New Science Library, London, 1985

Wilhelm, Richard/Jung, C. G.: *Geheimnis der Goldenen Blüte,* Diederichs, München, 1986

Woodroffe, John: *Die Schlangenkraft. Die Entfaltung der schöpferischen Kräfte im Menschen,* Scherz/O. W. Barth, München, 3. Aufl. 1978

Yogi Ramancharaka: *The Hindu-Yogi Science of Breath,* L. N. Fowler & Co., London

Zang, Ming Wu Sun Xinggyuan: *Chinese Qigong Therapy,* Shandong Science and Technology Press, Jinan, China, 1985

Zi, Nancy: *The Art of Breathing,* Bantam Books, New York, 1986

Zukav, Gary: *Die tanzenden Wu Li Meister,* Rowohlt (rororo transformation) Reinbek, 1985

Adressen

Das verbundene Atmen
Netzwerk der Atemtherapeuten

(Stand: 1. Juni 1996)

Deutschland Stadt	PLZ	Name	Telefon	Fax
Ascheberg/ Münster	59387	Burgis Geismann	0 25 93/75 59	9 86 27
Bad Honnef	53604	Joachim Paschelke	0 26 45/9 54 25	95 42 95
Bergisch Gladbach	51429	Marlies Wommer	0 22 02/3 98 96	
Berlin	12065	Bernd Schröder	030/7 85 41 96	7 86 70 64
Berlin	12055	Birgit Blasche	030/6 84 52 23	
Berlin	13156	Jeanine Paschke	030/4 76 67 79	
Berlin	14055	Gabriele Beelitz	030/7 15 06 51	7 15 06 50
Bonn	53111	Claudia Schattevoy	02 28/65 99 13	
Bonn	53125	Dr. Christine Fabian	02 28/29 82 98	9 14 04 47
Bonn	53125	Hans-Peter Wagner	02 28/29 83 02	9 14 04 47
Bonn	53175	Samarpan Kohn	02 28/31 23 27	
Bonn	53225	Manfred Koschnik	02 28/47 32 95	
Bremerhaven	27578	Maria Zink	04 71/6 71 94	6 71 94
Burgrain	84424	Konrad Halbig	0 80 83/14 43	94 16

Deutschland Stadt	PLZ	Name	Telefon	Fax
Espelkamp	32339	Sigrid Maria Hellmich	0 57 72/81 35	
Frankfurt/Main	60596	Almut Laurer	069/64 60 44 47	
Freudenstadt	72250	Horst Haendeler	0 74 41/5 24 67	
Gelnhausen	63571	Kerstin Ritter	0 60 51/6 64 65	6 64 65
Göttingen	37075	Amadeus Schulze Bremer	05 51/2 10 91	2 38 50
Hamburg	20357	Sumedha Mücke	040/4 10 15 71	4 10 15 71
Hamburg	20357	Amanando Werner	040/4 10 15 71	4 10 15 71
Hamburg/ Wohltorf	22149	Hedwig Lambert	0 41 04/22 17	
Heidelberg	69120	Marianna Abendschön-Zahn	0 62 21/47 33 00	47 33 00
Honnef	53773	Natascha Schollmeyer	0 22 42/86 67 97	
Kastl	92280	Carmen Danzer	0 96 25/6 44	664
Kempen	47906	Gisela Reichelt	0 21 52/51 09 08	
Karlsstein	63791	Maria Jakisch	0 61 88/32 36	
Köln	50676	Maria Tesoro	02 21/23 96 05	
Köln	50674	Sigrid Hörler	02 21/25 41 06	25 47 82
Königstein	61462	Beate Kern	0 61 74/36 44	2 44 43
Lübeck	23552	Susanne Kloss	04 51/70 49 04	
München	80639	Gerd Lange	089/17 18 43	
München	81547	Petra Molitor	089/6 88 21 68	6 88 21 69

Deutschland Stadt	PLZ	Name	Telefon	Fax
Münster	48155	Suraya Balzer	02 51/38 15 65	38 15 66
Nürnbrecht	51588	Saraswati Feltens	0 22 93/8 03 78	
Nürnberg	90429	Maria Braun	09 11/28 48 33	28 48 33
Offenbach	63065	Bernhard Bornitz	069/82 36 24 50	
Seligenstadt	63500	Hertha Martina Schneider	0 61 82/2 85 42	
Speyer	67346	Mariele Funke	0 62 32/2 69 00	2 69 45
Stuttgart	78078	Brigitte Schuler	0 77 28/72 77	73 86
Wasserburg/ Bodensee	88142	Sieglinde Münch	0 83 82/80 01	80 02
Wiesbaden	65187	Mechthild Rau	06 11/80 86 20	

Österreich Stadt	PLZ	Name	Telefon
Andrichtsfurt 11	A-4754	Mag. Brigitta & Mag. Gerhard Lipold	0 77 50/7 47
Feldkirchen	A-8070	Gerlinde Bobik	03 16/24 24 04
Linz	A-4020	Eva Bruckner	0 73 21/2 75 57 83
Petzenkirchen	A-3252	Heidemarie Wolf	0 74 16/5 47 74
Pressbaum	A-3021	Mag. Madya Birgit Ahlfeld-Ehrmann	0 22 33/3 54 93
Waldzell	A-4924	Dieter Satyadharma Weber	0 77 54/13 51
Wien	A-1190	Gabriele Drossos	02 22/32 61 05
Wien	A-1190	Dr. Wilfried Ehrmann	02 22/3 69 23 63
Wien	A-1110	Susanna Höllriegl	02 22/76 61 82
Wien	A-1170	Helga Hromada	02 22/4 66 96 63
Wien	A-1220	Ing. Alois Rudolph	02 22/2 87 04 87

Schweiz Stadt	PLZ	Name	Telefon
Genf	CH-1220	Anita Rüegsegger	022/7 97 14 27

Weitere Adressen

Deutschland:

Sarito Griebl
Parzivalstraße 23
80804 München
Tel.: 089/36 43 70

Barbara Jansohn-Franz
Gartenfeldplatz 10
55118 Mainz
Tel.: 06131/67 43 82

Dr. Rüdiger Stellberg
Oststraße 152 TAO
40210 Düsseldorf
Tel.: 0211/36 95 11

Pfad-Zentrum
Stresemannstraße 21
10963 Berlin
Tel.: 030/2 51 31 80

Österreich:

Atem-Kultur Zentrum
Gabi Durkowitsch
Hermanngasse 30
A-1070 Wien
Tel.: 0222/5 26 47 50

Österreichischer Verein
für Integratives Atmen, Rebirthing und Spirituelles
Wachstum
Dr. Wilfried Ehrmann
Eichendorffgasse 8/17
A-1190 Wien
Tel.: 0222/3 69 23 63

Synergie-Zentrum
Alter Platz 4
A-9020 Klagenfurt
Tel.: 0463/26 11 23

Heimo Grimm
Anzengruberstraße 40
A-9020 Klagenfurt
Tel.: 0463/26 11 23

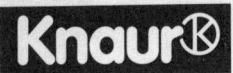

ALTERNATIV HEILEN

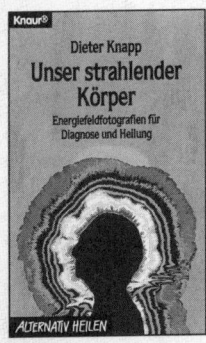

(76127)

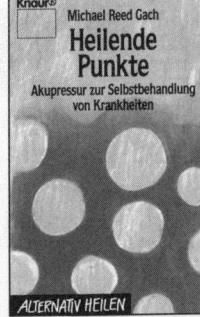

(76002)

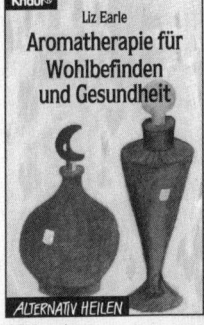

(76131)

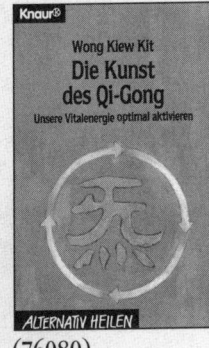

(76080)

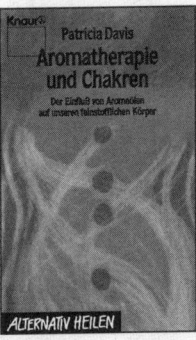

(76008)

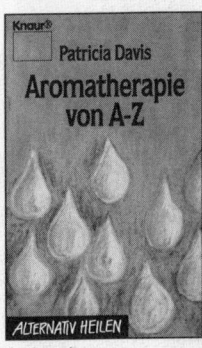

(76015)

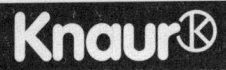

ALTERNATIV HEILEN

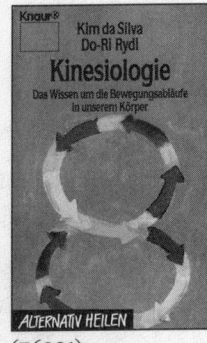

(76021)

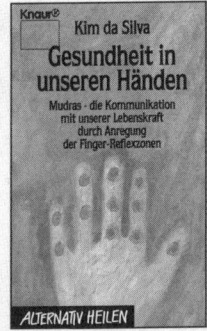

(76019)

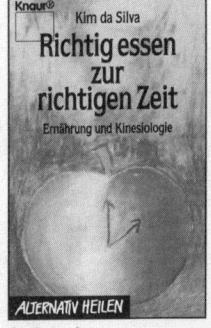

(76020)

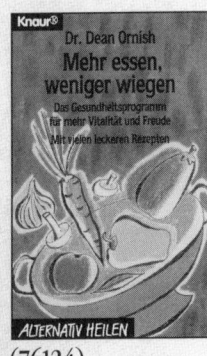

(76124)

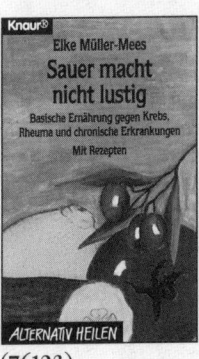

(76123)

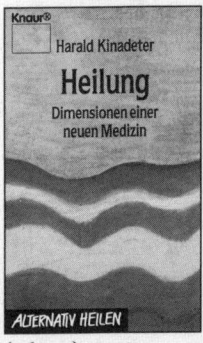

(76003)

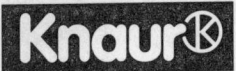

ALTERNATIV HEILEN

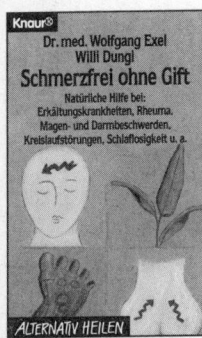

Dr. med. Wolfgang Exel
Willi Dungl
Schmerzfrei ohne Gift
Natürliche Hilfe bei:
Erkältungskrankheiten, Rheuma,
Magen- und Darmbeschwerden,
Kreislaufstörungen, Schlaflosigkeit u. a.

ALTERNATIV HEILEN

(76116)

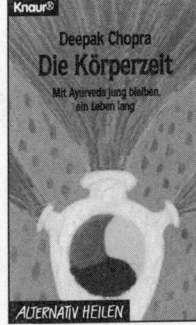

Deepak Chopra
Die Körperzeit
Mit Ayurveda jung bleiben,
ein Leben lang

ALTERNATIV HEILEN

(76095)

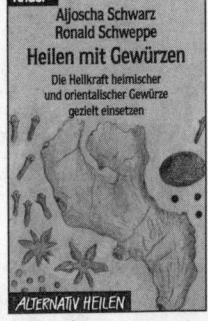

Aljoscha Schwarz
Ronald Schweppe
Heilen mit Gewürzen
Die Heilkraft heimischer
und orientalischer Gewürze
gezielt einsetzen

ALTERNATIV HEILEN

(76105)

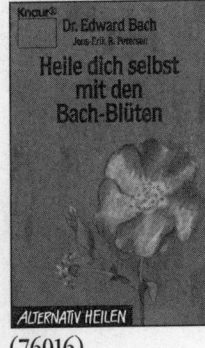

Dr. Edward Bach
Jens-Erik R. Petersen
**Heile dich selbst
mit den
Bach-Blüten**

ALTERNATIV HEILEN

(76016)

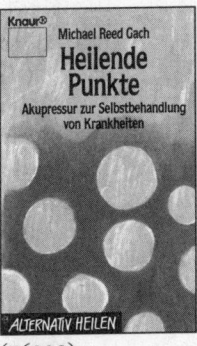

Michael Reed Gach
**Heilende
Punkte**
Akupressur zur Selbstbehandlung
von Krankheiten

ALTERNATIV HEILEN

(76002)

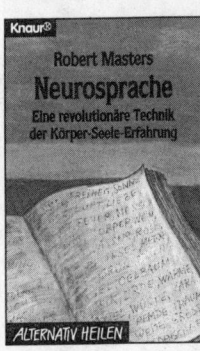

Robert Masters
Neurosprache
Eine revolutionäre Technik
der Körper-Seele-Erfahrung

ALTERNATIV HEILEN

(76121)

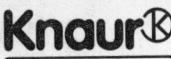
Knaur®

Alternative Therapien

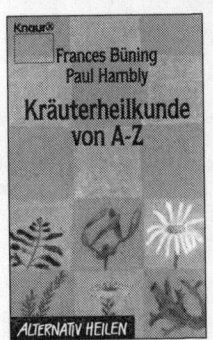

Frances Büning
Paul Hambly

Kräuterheilkunde von A-Z

ALTERNATIV HEILEN

(76075)

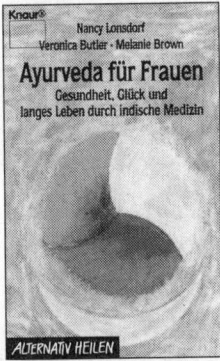

Nancy Lonsdorf
Veronica Butler · Melanie Brown

Ayurveda für Frauen
Gesundheit, Glück und
langes Leben durch indische Medizin

ALTERNATIV HEILEN

(76078)

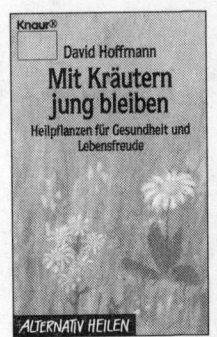

David Hoffmann

Mit Kräutern jung bleiben
Heilpflanzen für Gesundheit und
Lebensfreude

ALTERNATIV HEILEN

(76068)

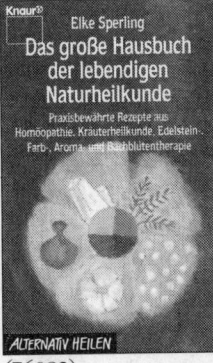

Elke Sperling

Das große Hausbuch der lebendigen Naturheilkunde

Praxisbewährte Rezepte aus
Homöopathie, Kräuterheilkunde, Edelstein-,
Farb-, Aroma- und Bachblütentherapie

ALTERNATIV HEILEN

(76082)

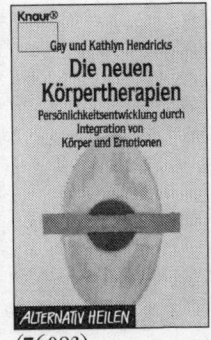

Gay und Kathlyn Hendricks

Die neuen Körpertherapien
Persönlichkeitsentwicklung durch
Integration von
Körper und Emotionen

ALTERNATIV HEILEN

(76083)